essentials liefern aktuelles Wissen in konzentrierter Form. Die Essenz dessen, worauf es als „State-of-the-Art" in der gegenwärtigen Fachdiskussion oder in der Praxis ankommt. *essentials* informieren schnell, unkompliziert und verständlich

- als Einführung in ein aktuelles Thema aus Ihrem Fachgebiet
- als Einstieg in ein für Sie noch unbekanntes Themenfeld
- als Einblick, um zum Thema mitreden zu können

Die Bücher in elektronischer und gedruckter Form bringen das Fachwissen von Springerautor*innen kompakt zur Darstellung. Sie sind besonders für die Nutzung als eBook auf Tablet-PCs, eBook-Readern und Smartphones geeignet. *essentials* sind Wissensbausteine aus den Wirtschafts-, Sozial- und Geisteswissenschaften, aus Technik und Naturwissenschaften sowie aus Medizin, Psychologie und Gesundheitsberufen. Von renommierten Autor*innen aller Springer-Verlagsmarken.

Weitere Bände in der Reihe http://www.springer.com/series/13088

Ursula Herter-Ehlers

Grundlagen der Kommunikation für Gesundheitsberufe

Leitfaden für Logopäden, Physiotherapeuten, Ergotherapeuten und Pflege

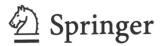 Springer

Ursula Herter-Ehlers
Wettstetten, Deutschland

ISSN 2197-6708 ISSN 2197-6716 (electronic)
essentials
ISBN 978-3-658-35420-6 ISBN 978-3-658-35421-3 (eBook)
https://doi.org/10.1007/978-3-658-35421-3

Die Deutsche Nationalbibliothek verzeichnet diese Publikation in der Deutschen Nationalbibliografie; detaillierte bibliografische Daten sind im Internet über http://dnb.d-nb.de abrufbar.

Planung/Lektorat: Eva-Maria Kania
Springer ist ein Imprint der eingetragenen Gesellschaft Springer Fachmedien Wiesbaden GmbH und ist ein Teil von Springer Nature.
Die Anschrift der Gesellschaft ist: Abraham-Lincoln-Str. 46, 65189 Wiesbaden, Germany

Was Sie in diesem *essential* finden können

- Einen schnellen Überblick über wesentliche Aspekte für eine gelingende Kommunikation mit Patienten, Klienten und Angehörigen
- Grundlagen für eine erfolgreiche Gesprächsführung zur Sicherung der Compliance und der Adhärenz von Patienten und Klienten
- Praktische Hinweise zu relevanten Gesprächsführungstechniken, um Gespräche und Beratungssituationen im Krankenhaus, in Einrichtungen und Praxen übersichtlich, nachvollziehbar und effektiv zu gestalten
- Einen Einschätzungsbogen „Kommunikative Kompetenzen" mit fünf Bausteinen zur selbstständigen Überprüfung Ihrer kommunikativen Kompetenzen
- Eine Checkliste zur Vorbereitung von unterschiedlichen Kommunikationssituationen im Berufsalltag

Vorwort

Kommunikative Kompetenzen sind für alle Gesundheitsberufe ein entscheidender Faktor für den Erfolg im beruflichen Alltag. Sie gelten als Schlüsselkompetenzen und sind unverzichtbar für gelingende Gespräche mit Patienten, Klienten und Angehörigen.[1] Das Wissen über kommunikationstheoretische Grundlagen, über die Wirkung von Wertschätzung und Empathie in der Interaktion sowie die Fähigkeit zum Perspektivenwechsel sind wesentliche Voraussetzungen für den Aufbau einer vertrauensvollen Beziehung mit Patienten. Professionelle Kommunikation fördert die Compliance und Adhärenz von Patienten und führt so zum Erfolg von Gesprächen, Beratungen und Therapien. Das vorliegende Essential informiert schnell, übersichtlich und verständlich über alle wesentlichen Aspekte, die für Sie als Logopäde[2], als Physiotherapeut, als Ergotherapeut oder als Pflegefachkraft, für eine erfolgreiche Kommunikation mit Patienten wichtig sind. Es beinhaltet den von der Autorin entwickelten Einschätzungsbogen „Kommunikative Kompetenzen" mit fünf verschiedenen Bausteinen, der eine Beurteilung der eigenen kommunikativen Kompetenzen ermöglicht und das persönliche Potenzial aufzeigt. Die Checkliste für den Berufsalltag unterstützt Sie bei der gezielten Vorbereitung von verschiedenen Kommunikationssituationen. Kommunikative Kompetenzen werden durch das Anwenden und die Reflexion der Gespräche erworben und

---

[1] Zur leichteren Lesbarkeit wird im Weiteren nur noch von Patienten gesprochen, Klienten und Angehörige sind aber immer mit bedacht.

[2] In diesem Essential werden, soweit möglich, geschlechtsneutrale Begriffe verwendet. Ansonsten wird aus Gründen der Lesbarkeit die männliche Form benutzt, grundsätzlich sind jedoch beide Geschlechter gemeint.

(weiter)entwickelt. Mit diesem Essential will die Autorin dafür die notwendigen Grundlagen vermitteln. Viel Erfolg beim professionellen Kommunizieren!

Juni 2021   Ursula Herter-Ehlers

Inhaltsverzeichnis

Über die Autorin

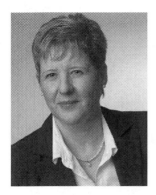 **Ursula Herter-Ehlers M.A.** ist Lehrlogopädin mit dem Schwerpunkt Stimme und Sprecherzieherin (DGSS). Freiberuflich ist sie als Trainerin und Dozentin in der freien Wirtschaft sowie in der Erwachsenenbildung tätig. Sie hält Vorträge und gibt Seminare zu den Themen: Stimme und Prävention von Stimmstörungen, Gesprächsführung, Präsentation, Moderation und Interkulturelle Kommunikation. Ihr Bachelor-Studium „Health Care Studies" hat sie an der Hamburger Fern-Hochschule (HFH) absolviert und den Master in „Speech Communication and Rhetoric" an der Universität Regensburg. Ihre Masterarbeit „Kommunikative Kompetenzen in der Logopädie" wurde von der Kommission der Deutschen Gesellschaft für Sprechwissenschaft und Sprecherziehung e. V. (DGSS) prämiert und im Springer Verlag 2020 in der Reihe Best of Therapie veröffentlicht.

Einleitung

1

Kommunikation ist ein komplexes Geschehen und steht in vielen Professionen, besonders aber im Gesundheitswesen im Mittelpunkt des beruflichen Alltags. Als Tätige in Gesundheitsberufen haben viele von Ihnen sicher bereits die Erfahrung gemacht, dass Gespräche mit Patienten gelingen können. Sie haben aber auch erlebt, dass es immer wieder zu Missverständnissen oder sogar zu Störungen in den verschiedenen Kommunikationssituationen mit Patienten kommt. Manchmal reagieren Sender und Empfänger im Gespräch auf verschiedenen Ebenen und reden deshalb aneinander vorbei oder die Informationen kommen beim Empfänger nicht oder nur unvollständig an. Für eine erfolgreiche Zusammenarbeit mit Patienten ist allerdings das Gelingen der Kommunikation in den vielen unterschiedlichen Gesprächssituationen ganz entscheidend. Eine entspannte, verständnisvolle Atmosphäre und ein am Patienten orientiertes Gesprächsverhalten, schaffen die Voraussetzungen um in Anamnesegesprächen von den Patienten die relevanten Informationen über die Erkrankung zu erhalten. Kommunikation aber hat nicht nur die Aufgabe, möglichst viele Informationen zu sammeln, sondern auch das Ziel den Patienten über die Befundergebnisse und die Folgen der Erkrankung verständlich zu informieren und ihn zu beraten. Gemeinsam werden im Gespräch, basierend auf den Informationen aus der Anamnese, das weitere Vorgehen, mögliche Behandlungsziele und der Verlauf von Therapien festgelegt. Es ist deshalb unabdingbar, dass die Informationen, die Sie geben, bei den Patienten ankommen und auch verstanden werden.

Die Kommunikation mit Patienten stellt täglich hohe Anforderungen an Ihre kommunikativen Kompetenzen. Sie als Logopäde, Physiotherapeut, Ergotherapeut oder Pflegefachkraft müssen in der Lage sein Ihre Kommunikation patientenorientiert zu gestalten, denn die Mitarbeit der Patienten ist entscheidend für den Erfolg

U. Herter-Ehlers, *Grundlagen der Kommunikation für Gesundheitsberufe*, essentials, https://doi.org/10.1007/978-3-658-35421-3_1

der Versorgung, der Pflege, der Beratungsgespräche und der Therapien in den unterschiedlichen Settings im Krankenhaus, in Einrichtungen und in den Praxen. Eine patientenorientierte Kommunikation führt Sie als Therapeuten oder Pflegefachkräfte zum Nachvollziehen der individuellen Patientenbedürfnisse und ermöglicht Ihnen die Unterstützung der Patienten bei der Bewältigung ihrer Erkrankung. Eine professionelle Kommunikation wirkt sich auch in der intra- und interdisziplinären Zusammenarbeit aus, denn eine gelingende Kommunikation führt für alle Beteiligten zu einer höheren Zufriedenheit im Berufsalltag.

Das Wissen über die relevanten Grundlagen der Kommunikation, das Kennen der eigenen kommunikativen Kompetenzen und die gezielte Gestaltung der verschiedenen Kommunikationssituationen mit Patienten sind daher essenziell für eine professionelle Kommunikation als Logopäde, Physiotherapeut, Ergotherapeut oder Pflegefachkraft.

Kommunikation in den Gesundheitsberufen

2

2.1 Kommunikation mit Patienten professionell gestalten

Kommunikative Kompetenzen zeigen sich auf vielen verschiedenen Ebenen: in der Gestaltung der Gesprächssituation, der eigenen Haltung, der nonverbalen Kommunikation, den Gesprächsführungstechniken und der sprachlichen Ausdrucksfähigkeit (Tewes, 2015).

Um Gespräche mit Patienten professionell führen zu können, gilt es also viele unterschiedliche Aspekte zu berücksichtigen, die den Erfolg der jeweiligen Interaktion entscheidend beeinflussen und zum Gelingen der Kommunikation beitragen.

Voraussetzungen und Elemente einer professionellen Kommunikation:

- **Rahmenbedingungen patientenorientiert gestalten**
  Einfluss auf das Gelingen von Gesprächen nimmt zunächst die Gestaltung der Rahmenbedingungen. Das ist die Wahl des Ortes, an dem das Gespräch stattfindet. Am besten ist es, das Gespräch in einem eigenen Raum und nicht zwischen Tür und Angel zu führen. Wichtig ist auch die Atmosphäre im Raum, unterstützend sind Tageslicht und eine ansprechende Einrichtung. Sitzgelegenheiten für alle am Gespräch Beteiligten erlauben ein Gespräch auf Augenhöhe und bieten damit die Möglichkeit einer symmetrischen Kommunikation. Der passende Zeitrahmen für das Gespräch, möglichst geplante und sicher verfügbare Zeit, und die Möglichkeit das Gespräch in Ruhe und ohne Unterbrechung(en) führen zu können, sind ebenfalls relevante Bedingungen, die zum Erfolg des Gesprächs beitragen.

- **Small Talk zum Gesprächseinstieg**
  Für einen entspannten Einstieg in ein Gespräch mit Patienten, unabhängig
  davon wo es stattfindet, bietet sich ein Small Talk über Alltagsthemen an,
  damit Patienten ihre Unsicherheit ab und Vertrauen aufbauen können (vgl. dazu
  Abschn. 2.2).

- **Die eigene Haltung als Basis für die Zusammenarbeit**
  Eine respektvolle, wertschätzende und empathische Haltung ermöglicht den
  Aufbau einer vertrauensvollen (Arbeits-)Beziehung und eine zugewandte Körperhaltung vermittelt Patienten das „Präsentsein" als Zuhörer sowie die Offenheit
  für ihre Anliegen und Wünsche (vgl. dazu Abschn. 3.1). Wichtig ist das Bewusstsein, dass die Beziehung zwischen Ihnen als Therapeut oder Pflegefachkraft und
  dem Patienten einen sehr großen Anteil am Gelingen der Kommunikation hat
  (Tewes, 2015).

- **Gesprächsstruktur und Gesprächsführungstechniken zur Navigation im
  Gespräch**
  Eine Gesprächsstruktur ist die Grundlage, um alle relevanten Aspekte bei der Vorbereitung des Gesprächs zu berücksichtigen und bietet Ihnen und den Patienten
  eine Orientierung für den Ablauf des Gesprächs (vgl. dazu Abschn. 3.2). Wichtige Gestaltungsmittel für Gespräche mit Patienten sind das aktive Zuhören, das
  Paraphrasieren und das Verbalisieren sowie gezielt eingesetzte Fragetechniken.
  Gesprächsführungstechniken dienen zur Verständnissicherung bei der Erhebung
  von Informationen im Anamnesegespräch mit Patienten und ermöglichen Ihnen
  den Patienten in einem Beratungsgespräch, bei der gemeinsamen Suche nach
  adäquaten Lösungen für seine Probleme, gezielt zu unterstützen. Sie tragen
  auch dazu bei in Therapiesituationen kurze, verständliche Übungsanleitungen
  und präzise, nachvollziehbare Hilfestellungen zur Umsetzung der Übungen zu
  formulieren (vgl. dazu Abschn. 5.1 bis 5.3).

- **Die Bedeutung von nonverbaler und paraverbaler Kommunikation im
  Gespräch**
  Die nonverbale und die paraverbale Kommunikation spielen in der Interak-
  tion mit Patienten ebenfalls eine entscheidende Rolle. Nonverbale Mittel wie
  Blickkontakt, Mimik, Gestik und Körperhaltung, aber auch die paraverbalen
  Ausdrucksmittel, wie Stimmklang, Sprechtempo und Lautstärke, haben großen
  Einfluss darauf, ob das Gespräch gelingt, denn beide vermitteln in der Kom-
  munikationssituation den Gefühlszustand und die emotionale Beteiligung der
  Gesprächspartner. Sowohl die nonverbale als auch die paraverbale Kommunikation aller am Gespräch Beteiligten, können sich daher entweder fördernd oder
  aber störend auf das Gespräch auswirken (vgl. dazu Abschn. 5.4 und 5.5).

- **Missverständnisse durch eine patientenorientierte Sprache vermeiden**
  Klare und verständliche Aussagen und eine an das Alter und die Erkrankung
  des Patienten angepasste Sprache, erleichtern es den Patienten die erhaltenen
  Informationen zu verstehen. Sie stellen außerdem sicher, dass Informationen
  und Gesprächsinhalte auch vollständig und korrekt bei den Patienten ankommen
  und dass diese die Zusammenhänge nachvollziehen können. Dabei ist es wichtig
  Sachverhalte kurz, strukturiert, anschaulich und auf das Wesentliche beschränkt
  zu formulieren (vgl. dazu Abschn. 5.3). Insbesondere Bilder und Metapher
  bleiben leichter in Erinnerung als Gesprochenes, denn das Bildgedächtnis des
  Menschen ist viel stärker ausgeprägt als das Sprachgedächtnis (Reibnitz et al.,
  2017).

▷   **Das Kennzeichen einer professionellen Kommunikation ist die
    Anpassung der eigenen Kommunikation an den jeweiligen
    Gesprächspartner.**

2.2   Die Rolle des Small Talk

Bei Small Talk denken manche von Ihnen vielleicht an eine oberflächliche und
unpersönliche Konversation im Alltag, doch in der Interaktion mit Patienten spielt
der Small Talk eine wichtige Rolle. Gerade beim ersten Kontakt im Krankenhaus,
in einer Einrichtung oder in der Praxis, sind Patienten häufig noch unsicher und
nervös. Patienten sind zwar die Experten für ihre eigene Erkrankung, denn sie
können beschreiben, wie sie sich fühlen und meist auch welchen Einfluss dies
auf ihren Alltag hat. Auf der anderen Seite besteht bei Patienten aber oft auch
eine große Unsicherheit darüber, welche Auswirkungen die Erkrankung hat und
ob und wie sie durch Behandlung und Therapie beeinflussbar ist. Sie sorgen sich,
ob eine Operation erfolgreich sein und den gewünschten Erfolg bringen wird oder
auch inwieweit sie überhaupt wieder gesund werden. Der Small Talk, ein kurzes,
ungezwungenes Gespräch, hilft Patienten beim Spannungsabbau und schafft eine
angenehme Atmosphäre für alle Beteiligten (Klemme & Siegmann, 2015).

- **Der Small Talk als Türöffner**
  Ein Small Talk, ein Plaudern über aktuelle Geschehnisse, ist eine sehr gute
  Möglichkeit bei der ersten Begegnung dafür zu sorgen, dass die Patienten sich
  willkommen und wahrgenommen fühlen. Er lässt sich jederzeit führen, bei der
  Aufnahme ins Krankenhaus, bei der Begrüßung auf der Station, zu Beginn

eines Beratungsgesprächs oder vor der Therapie, eben überall da, wo eine vertrauensvolle Atmosphäre für die Zusammenarbeit mit den Patienten wichtig
ist.

*   **Die Wirkung des Small Talk beim (Erst-)Kontakt und regelmäßigen Begeg-
    nungen**
    Ein Small Talk ermöglicht es Patienten ihre Angst und Unsicherheit abzu-
    bauen. In Verbindung mit Blickkontakt, einem Lächeln und einer zugewandten
    Körperhaltung, gelingt es eine Atmosphäre zu schaffen, in der der Patient sich
    wohl fühlt. Ein Small Talk hilft Patienten in Kontakt mit Therapeuten und
    Pflegefachkräften zu kommen und Vertrauen aufzubauen und unterstützt damit
    den Aufbau der Beziehung für eine gelingende Zusammenarbeit.
*   **Was Sie beim Small Talk beachten sollten**
    Finden Sie möglichst unverfängliche Themen, wie z. B. das Wetter, Hobbys
    oder den Sport und wählen Sie Themen für die sich der Patient interessiert.
    Halten Sie Blickkontakt und gehen Sie auf den Gesprächspartner ein, z. B.
    durch Nachfragen. Zum Gesprächseinstieg sind offene Fragen wichtig, denn
    sie bieten, im Gegensatz zu geschlossenen Fragen, die Möglichkeit ausführlich
    zu antworten (vgl. dazu Abschn. 5.2). Manchmal ist es auch hilfreich zum
    Gesprächseinstieg Dinge von sich selbst zu erzählen, allerdings ist es wichtig
    nicht zu persönlich zu werden oder Monologe zu führen.

2.3   Orientierung am Patienten

In den Gesundheitsberufen steht heutzutage die Orientierung am Patienten im Mittelpunkt der Tätigkeit. Die gesellschaftlichen Veränderungen haben dazu geführt,
dass die Patientenrolle sich gewandelt hat. In der heutigen Wissens- und Informa-
tionsgesellschaft haben Patienten sich häufig schon vorab im Internet informiert
und nehmen meist eine aktivere Rolle in Beratungsgesprächen, Behandlungen und
Therapien ein. Eine möglichst gleichberechtigte Interaktion und Kommunikation
sind die Grundlage für die Orientierung am Patienten, an seinen Bedürfnissen,
seinen Präferenzen, seinen Wünschen und Zielen (Reibnitz et al., 2017). Die Patienten erwarten, dass ihre individuellen Bedürfnisse und Wünsche berücksichtigt
werden und dass sie in ihrem Gesundungsprozess eine unterstützende Begleitung
bekommen (Dehn-Hindenberg, 2008). Sie möchten gemeinsam mit Therapeuten
und Pflegefachkräften nach Lösungen für ihre Situation suchen und an den zu
treffenden Entscheidungen so weit wie möglich als Partner beteiligt werden. Das
ist von hoher Relevanz, denn das Einbeziehen von Patienten ist ein wesentlicher

Faktor für ihre Motivation und kooperative Mitarbeit und damit für den Erfolg von Behandlungen und Therapien (Klemme & Siegmann, 2015).

- **Die Ressourcenperspektive in der Beratung und der Therapie von Patienten**
  Die Einführung der ICF (Internationale Klassifikation der Funktionsfähigkeit, Behinderung und Gesundheit) hat ebenfalls dazu geführt, dass der Patient im Zentrum steht. Die ICF hat eine ganzheitliche Sichtweise, denn in dieser Klassifikation werden die Auswirkungen der Erkrankung auf das Leben des Patienten erfasst (Büttner & Quindel, 2013). Die ICF orientiert sich an den individuellen Bedürfnissen, an der Lebenswelt und den Ressourcen von Patienten. Die Ressourcenperspektive wendet den Blick auf Stärken und Potenziale und legt den Fokus nicht auf Probleme und Unzulänglichkeiten (Grötzbach & Iven, 2009). Die Ressourcen und die Stärken von Patienten zur Bewältigung der Erkrankung, sollen in Beratungsgesprächen und Therapien gezielt gesucht und gefördert werden, um eine bestmögliche Verbesserung der Lebensqualität von Patienten zu erreichen (Engel et al., 2012). Klar strukturierte Gespräche, aktives Zuhören und gezielte Fragen sind dabei die Gesprächsführungstechniken, um Ressourcen und Stärken der Patienten umfassend zu ermitteln.
- **Das humanistische Menschenbild in der Kommunikation mit Patienten**
  Die Interaktion mit Patienten wird auch durch das humanistische Menschenbild geprägt, das den Patienten ganzheitlich im Zusammenhang mit seiner Lebensumwelt betrachtet. Rogers (2013), ein Vertreter der humanistischen Psychologie, hat die nicht-direktive Beratung und die klientenzentrierte Therapie entwickelt. Er geht davon aus, dass der Mensch gut ist und ein positives Entwicklungspotential besitzt. Mit diesem klientenzentrierten Ansatz sind die drei therapeutischen Grundhaltungen: Empathie, das einfühlende Verstehen und Akzeptanz, die Wertschätzung des Patienten sowie Kongruenz, die Echtheit gegenüber dem Patienten verbunden. Diese drei therapeutischen Haltungen sind aus Sicht von Rogers (2013) grundlegend für das Gelingen der Kommunikation mit Patienten (vgl. dazu Abschn. 3.1).

2.4 Beratungsgespräche mit Patienten

Auf der Basis der ICF-Orientierung und einer humanistisch geprägten, persönlichen Haltung finden Informationsvermittlung, Beratungsgespräche und Therapien statt. Beratungsgespräche sind im Rahmen einer ICF-orientierten Vorgehensweise für die gemeinsame Entscheidungsfindung, z. B. bei der Festlegung von

Therapiezielen, erforderlich (Büttner & Quindel, 2013). Die gemeinsame Entscheidungsfindung mit Patienten erfolgt auf der Grundlage von umfassenden Informationen aus der Anamnese und der gemeinsamen Abwägung von Vor- und Nachteilen der jeweiligen Behandlungsmöglichkeiten. Voraussetzungen für erfolgreiche Beratungsgespräche sind eine klare Gesprächsstruktur und eine empathische und patientenorientierte Gesprächsführung mit einer gleichberechtigten, symmetrischen Kommunikation. Im Beratungsprozess sollen dem Patienten keine Ratschläge oder Lösungen angeboten werden. Eine wirksame Beratung besteht darin, auf der Basis einer wertschätzenden und vertrauensvollen Beziehung, den Patienten bei der Lösungssuche zu begleiten und ihm Hilfestellungen zu geben, damit er neue Lösungswege und Handlungsoptionen finden kann (Rogers, 2010). Für den Erfolg von Beratungsgesprächen ist es außerdem wichtig zu klären, welches Vorwissen der Patienten hat, denn wenn es gelingt die neuen Informationen an die bereits vom Patienten gemachten Erfahrungen und sein bisher erworbenes Wissen anzuknüpfen, können die vermittelten Inhalte besser verstanden und behalten werden (Spitzer, 2011).

2.5   Der Umgang mit Störungen

In der Interaktion und den verschiedenen Kommunikationssituationen mit Patienten können auch Störungen auftreten. Meist wird das, was Sie als Störung im Gespräch oder der Interaktion wahrnehmen, durch ein aktuell aufgetretenes Problem verursacht. Störungen treten plötzlich auf, sind nicht vermeidbar und haben letztendlich Vorrang (Cohn, 2021). Oft sind es unausgesprochene Verstimmungen, die die Interaktion und die Kommunikation mit Patienten beeinträchtigen. Das kann z. B. der Ärger des Patienten sein, weil er, trotz vereinbartem Termin, eine längere Wartezeit in der Praxis oder im Krankenhaus in Kauf nehmen musste.

Treten Störungen in der Interaktion mit Patienten auf, ist es wichtig die Störung direkt anzusprechen und sie nicht zu übergehen, sonst kann das eigentliche Vorhaben, die Therapie oder die Versorgung von Patienten nicht erfolgreich verlaufen. Die Störung, in diesem Fall der Ärger des Patienten, aus Zeitmangel nicht anzusprechen oder keine Lösung für das im Vordergrund stehende Problem zu suchen, benötigt in der Regel mehr Zeit und Energie, als eine direkte Lösungssuche und ist in der Zusammenarbeit zunächst hinderlich. Es ist am wirkungsvollsten kurz und klar nachzufragen, was zu der Verstimmung geführt hat oder welches Problem den Patienten gerade bewegt, um so den Störfaktor zu finden, darüber zu sprechen und die Situation zu klären. Eine gelingende Zusammenarbeit wird erst wieder möglich, wenn das aktuelle Problem für den Patienten zufriedenstellend gelöst ist (Matolycz, 2009).

2.6 Kommunikation bei Sprachstörungen

Die Kommunikation mit Patienten mit einer Sprachstörung, z. B. nach einem Schlaganfall, stellt für Therapeuten und Pflegefachkräfte eine besondere Herausforderung dar. In der Kommunikationssituation muss die eingeschränkte Mitteilungs- und Ausdrucksfähigkeit des Patienten berücksichtigt werden. Empathisches Einfühlen, Perspektivübernahme und die Anpassung des eigenen Kommunikationsverhaltens an die Kommunikationsstörung des Patienten, ist die Voraussetzung, dass die Verständigung gelingt, dass also beim Zuhörer auch das ankommt, was Sie als Sprecher meinen (Dehn-Hindenberg, 2010). Nur dann ist es möglich mit Patienten in Anamnesegesprächen oder Beratungssituationen, wichtige Fragen im Hinblick auf die gesundheitliche Situation zu klären. Häufig ist es auch erforderlich die Angehörigen bei den Gesprächen einzubeziehen, um die relevanten Informationen zu erhalten und um noch offene Fragen zu klären.

Die folgenden Strategien ermöglichen es Patienten mit Sprachstörungen Äußerungen besser zu verstehen:

- **Das eigene Kommunikationsverhalten am Patienten und dessen Sprachstörung orientieren**
  - Sprechen Sie in einfachen und kurzen Sätzen sowie langsam und deutlich, dies erhöht die Verständlichkeit für Patienten.
  - Eine ruhige Umgebung während der Kommunikation ist ebenfalls ein relevanter Faktor, denn Patienten mit einer Sprachstörung können häufig Nebengeräusche nicht ausreichend ausblenden und verstehen den Gesprächspartner in einer lauten Umgebung meist schlechter.
  - Der Einsatz von geschlossenen Fragen im Gespräch, insbesondere von Fragen, die mit ja oder nein zu beantworten sind, kann es Patienten mit einer Sprachstörung erleichtern, Fragen zu beantworten (Lutz, 2010).
  - Am Beginn des Gesprächs ist es sinnvoll den Patienten gezielt anzusprechen, um seine Aufmerksamkeit zu sichern.
  - Betonen Sie wichtige Wörter und Aussagen und wiederholen Sie Wichtiges, denn dies erhöht die Chance, dass der Patient versteht, was Sie ihm mitteilen möchten.
  - Pausen im Gespräch zwischen den Äußerungen, erleichtern es Patienten ebenfalls, Äußerungen besser zu verarbeiten.

– Themenwechsel sollten deutlich angekündigt werden, vor allem wenn diese schnell erfolgen. Sonst kann dies den Patienten irritieren, weil er häufig nicht mehr versteht, worum es jetzt im Gespräch geht und daher dem Gespräch nicht mehr folgen kann.

– Setzen Sie zur Verständnissicherung immer wieder Rückfragen ein, um sicher zu gehen, dass die Äußerungen beim Patienten angekommen sind (Tesak, 2014).

• **Die Körpersprache unterstützt das Verstehen**
Patienten mit einer Sprachstörung haben häufig auch Störungen des Sprachverständnisses und konzentrieren sich deshalb besonders auf das nonverbale Verhalten.

– Die Körpersprache, das sind die nonverbalen Signale wie Körperhaltung, Mimik, Gestik und Blickkontakt, können Sie in der Kommunikation mit Patienten, die eine Sprachstörung haben, zur Unterstützung Ihrer Äußerungen nutzen.

– Ihr eigenes nonverbales Verhalten sollte im Gespräch im Fokus stehen und reflektiert werden, um die Beziehung zum Patienten klar und eindeutig gestalten zu können.

– Notwendig ist Wissen über die Wirkung von Körpersprache, um nonverbale Verhaltensweisen von Patienten, ihre Körperhaltung sowie Mimik und Gestik möglichst richtig zu interpretieren, wenn der Patient im Gespräch nonverbale Kommunikationsmittel zur Verständigung einsetzt, da ihm die verbalen Möglichkeiten zur Vermittlung von Informationen aufgrund seiner Sprachstörung nicht ausreichen (Bröckel, 2005).

▶ Bei Patienten mit einer Sprachstörung sind das Bewusstsein, dass Kommunikationsprozesse dynamisch und störanfällig sind, die gezielte Gestaltung des eigenen Kommunikationsverhaltens und das Nutzen der Körpersprache zur Unterstützung von Äußerungen, für das Gelingen der Kommunikation von ganz besonderer Bedeutung.

3.1 Therapeutische Haltung – ein Schlüssel zum Beziehungsaufbau

Die erste Begegnung und damit die Art und Weise wie wir Patienten gegenübertreten, ist entscheidend für den weiteren Verlauf der Interaktion, denn sie ist der Einstieg in die Zusammenarbeit. Grundlegend sind dabei die therapeutischen Grundhaltungen Empathie, Akzeptanz und Kongruenz (Rogers, 2013). Diese therapeutischen Haltungen, geprägt vom humanistischen Menschenbild, sind der Schlüssel für eine vertrauensvolle und konstruktive Beziehung zu Patienten und ermöglichen eine erfolgreiche Kommunikation.

- **Was bedeutet Empathie (einfühlendes Verstehen)?**
  Unter Empathie wird das Einfühlen in die subjektive Welt des Patienten verstanden. Es ist die Fähigkeit, sich in die Welt des Patienten hineinzuversetzen und zu versuchen diese aus seiner Perspektive zu sehen, um Erlebnisse und Gefühle und deren Bedeutung für ihn genau und einfühlend zu erfassen (Rogers, 2013). Die Grundlage der Empathie ist die Selbstwahrnehmung, denn je offener wir für unsere eigenen Emotionen sind, desto besser können wir die Gefühle anderer deuten (Goleman, 2015).
- **Was bedeutet Akzeptanz (Wertschätzung)?**
  Akzeptanz bedeutet das bedingungsfreie Akzeptieren, die Wertschätzung des Patienten. Die Gedanken, Gefühle und Verhaltensweisen des Patienten sollen wahrgenommen werden, ohne sie zu beurteilen oder zu bewerten.

© Der/die Autor(en), exklusiv lizenziert durch Springer Fachmedien Wiesbaden GmbH, ein Teil von Springer Nature 2021
U. Herter-Ehlers, *Grundlagen der Kommunikation für Gesundheitsberufe*, essentials, https://doi.org/10.1007/978-3-658-35421-3_3

- **Was wird unter Kongruenz (Echtheit) verstanden?**
  Kongruenz ist die eigene Einstellung dem Patienten als Person zu begegnen, ihm gegenüber echt zu sein, ohne sich hinter einer Fassade zu verbergen. Diese Haltung ist die Grundlegendste, um den positiven Verlauf von Gesprächen, Behandlungen und Therapien zu fördern.

3.2   Gesprächsstruktur als ordnendes Element

Von hoher Relevanz ist auch die Gesprächsstruktur. Im Berufsalltag bleibt oft wenig Zeit für die Vorbereitung von Gesprächen mit Patienten, dennoch ist es für einen erfolgreichen Verlauf des Gesprächs lohnenswert dieses gezielt vorzubereiten. Eine klare Gesprächsstruktur ermöglicht Ihnen, besonders in ausführlichen Beratungsgesprächen mit Patienten, den Überblick und die Orientierung zu behalten (Fischer-Epe, 2013). Manchmal entstehen Gespräche auch ganz spontan, dann müssen die Festlegung des Gesprächsziels und des Inhalts sowie die Strukturierung während des Gesprächsprozesses erfolgen. Ganz wesentlich ist dabei, dass Sie das eigene Gesprächsziel während des Gesprächs vor Augen haben, um spontan im Gesprächsverlauf auftretende Themen und Anliegen des Patienten in das Gespräch aufnehmen zu können (Büttner & Quindel, 2013). Die Checkliste für den Transfer in den Alltag unterstützt Sie bei der Vorbereitung Ihrer Gespräche (vgl. dazu Kap. 8).

Ein (Beratungs-)Gespräch lässt sich nach Büttner und Quindel (2013) in fünf verschiedene Phasen einteilen, die als Grundlage für die Orientierung und als Gliederungselemente in den Gesprächen dienen:

1. Themenklärung
2. Problembeschreibung
3. Zielformulierung
4. Lösungsfindung
5. Reflexion

- **Die Phase der Themenklärung dient der Kontaktaufnahme und der Klärung der Anliegen des Patienten**
  Die Themenklärung ist die erste Phase am Anfang des Gesprächs. In dieser Phase steht die Kontaktaufnahme mit dem Patienten im Vordergrund, denn es muss eine Vertrauensbasis für das Gespräch geschaffen werden. Die Anliegen und die Erwartungen des Patienten werden geklärt, um dann gemeinsam das Thema des Gesprächs festzulegen.

- **Bei der Phase der Problembeschreibung steht die Klärung der gegenwärtigen Situation im Fokus**
  Im Vordergrund stehen hier die Beschreibung des Problems und die Klärung der gegenwärtigen Situation. In dieser Phase bekommt der Patient die Möglichkeit seine Schwierigkeiten und Probleme zu erläutern. Es wird deutlich, worum es konkret geht und welche Bedürfnisse der Patient hat. Gemeinsam können auch die zur Verfügung stehenden Ressourcen des Patienten eruiert werden.
- **Die Phase der Zielformulierung führt zur Festlegung von Zielen**
  Als nächster Schritt werden in dieser dritten Phase, gemeinsam mit dem Patienten, Ziele konkret und positiv formuliert und festgelegt.
- **Die Phase der Lösungsfindung ermöglicht die Sammlung von Lösungsideen**
  In dieser vierten Phase wird nach neuen Lösungsmöglichkeiten gesucht. Die im Gespräch gesammelten Lösungsideen werden besprochen und mögliche Vor- und Nachteile gemeinsam abgewogen.
- **Die Phase der Reflexion beinhaltet die Bewertung von Lösungsvorschlägen und die Festlegung des weiteren Vorgehens**
  Am Ende des Gesprächs, in der Phase der Reflexion, erfolgt die Bewertung der gefundenen Lösungen. Anschließend wird das Ergebnis schriftlich festgehalten und die nächsten Schritte und das weitere Vorgehen werden möglichst gemeinsam festgelegt. Bei verschiedenen Themen innerhalb des Gesprächs kann jeweils auch eine Zwischenbilanz gezogen und das Ergebnis festgehalten werden, bevor das nächste Anliegen besprochen wird.

Wichtig:

- Notieren Sie offengebliebene Themen, damit Sie im Folgegespräch daran anknüpfen können.
- Manchmal sind auch kurze Gesprächspausen hilfreich, da sie dem Patienten ermöglichen in Ruhe nachzudenken, ob er noch mehr erzählen kann oder wie er sein Anliegen oder sein Problem formulieren möchte. Auch Ihnen als Therapeut oder Pflegefachkraft gibt eine kurze Pause nach der Schilderung des Patienten, die Möglichkeit das Gehörte zu überdenken (Reibnitz et al., 2017).

Kommunikationsmodelle und ihr Einfluss auf die Interaktion

4

4.1 Kommunikation – Signale auf verschiedenen Kanälen

In der Kommunikation mit unserem Gesprächspartner werden Informationen verbal und nonverbal vermittelt. Wir senden beim Miteinandersprechen Signale auf drei verschiedenen Kanälen (Allhoff & Allhoff, 2014). Das „Was" man sagt, der „Text", ist die verbale Kommunikation und erfolgt auf dem auditiven Kanal als hörbares Signal. Das „Wie" in der Kommunikation wird einerseits durch den stimmlichen Ausdruck auf dem auditiven Kanal deutlich, denn die Stimme als paraverbales Ausdrucksmittel, vermittelt dem Zuhörer wie die Information gemeint ist. Das „Wie" wird aber andererseits auch nonverbal durch die Körpersprache ausgedrückt und auf dem visuellen Kanal als sichtbares Signal gesendet. Die körperliche Kontaktaufnahme gehört ebenfalls zur nonverbalen Kommunikation, sie ist das fühlbare Signal auf dem taktilen Kanal (vgl. dazu Abschn. 5.4). Die verbale, paraverbale und die nonverbale Kommunikation sind untrennbar verbunden (Tab. 4.1).

Im Gespräch mit Patienten ist es wichtig, dass die Mitteilung auf allen drei Kanälen kongruent geschieht. Wenn Sie z. B. beim Sprechen mit dem Patienten keinen Blickkontakt halten und mit Ihrer Körperhaltung abgewandt sind, aber sprachlich Ihre Zustimmung zum Gesprächsthema äußern, können Irritationen entstehen, da Körpersprache und sprachliche Äußerung sich widersprechen. Patienten können die Mitteilungen nur dann vollständig in ihrer Bedeutung erfassen, wenn die hörbaren, sichtbaren und fühlbaren Signale auf allen drei Kanälen deckungsgleich sind. Die Kongruenz von sprachlichen Äußerungen und Körpersprache trägt entscheidend dazu bei, Missverständnisse in der Kommunikation zu vermeiden.

© Der/die Autor(en), exklusiv lizenziert durch Springer Fachmedien Wiesbaden GmbH, ein Teil von Springer Nature 2021
U. Herter-Ehlers, *Grundlagen der Kommunikation für Gesundheitsberufe*, essentials, https://doi.org/10.1007/978-3-658-35421-3_4

Tab. 4.1 Signale der Kommunikation

Auditiver Kanal hörbare Signale	Visueller Kanal sichtbare Signale	Taktiler Kanal fühlbare Signale
„Text" (verbal) stimmlicher Ausdruck/Prosodie (paraverbal)	Körpersprache (nonverbal)	Körperliche Kontaktaufnahme (nonverbal)
Text (Semantik, Syntax) stimmlicher Ausdruck/Prosodie (Sprechtempo, Lautstärke, Betonung, Klangfarbe)	Blickkontakt Mimik Gestik Körperhaltung und -bewegung	Berührungen

4.2   Watzlawick und die Metakommunikation

Nach Watzlawick (2011) findet Kommunikation immer statt. Sprechen oder Schweigen, beides beinhaltet eine Mitteilung und beeinflusst somit Andere. Jede Kommunikation hat einen Inhaltsaspekt, der vom Beziehungsaspekt bestimmt wird. Der Inhaltsaspekt vermittelt die Daten, während der Beziehungsaspekt darauf hinweist, wie diese Daten aufzufassen sind. Die Mitteilung enthält also mit dem Inhaltsaspekt eine Information und zugleich mit dem Beziehungsaspekt einen Hinweis darauf, wie der Sender die Information vom Empfänger verstanden haben möchte (Watzlawick et al., 2011). Aus diesem Grund versteht Watzlawick den Beziehungsaspekt als Metakommunikation. Die Metakommunikation gilt als eine der wichtigsten Fähigkeiten menschlicher Kommunikation, denn sie ermöglicht beiden Gesprächspartnern ihre Gesprächssituation aus einer distanzierten Perspektive zu betrachten. So können beim gemeinsamen Sprechen über die Kommunikation, Missverständnisse und Konflikte, die im Gespräch entstanden sind, geklärt werden. Im Rahmen von professioneller Kommunikation ist es für Sie als Therapeuten und Pflegefachkräfte wichtig, Missverständnisse in der Kommunikation mit Patienten mithilfe der Metakommunikation zu klären und zu verringern, indem Sie mit Patienten über die gerade stattgefundene Kommunikation sprechen.

- **Kommunikation in jeder Interaktion**
  Kommunikation findet immer statt, auch wenn nichts gesagt wird.
- **Inhaltsaspekt**
  Die Vermittlung von Informationen erfolgt als Sachinhalt.

- **Beziehungsaspekt**
  Gefühlsinhalte werden bei der Vermittlung von Sachinhalten gleichzeitig mitvermittelt.
- **Metakommunikation**
  Der Austausch im Gespräch über die gemeinsame Kommunikation trägt zur Klärung von Missverständnissen bei.

4.3   Kommunikation als wechselseitiger Prozess

Kommunikationspsychologische Theorien und Modelle spielen eine wichtige Rolle, denn sie bieten die Grundlage, um die Komplexität von Kommunikationsprozessen nachvollziehen zu können. Anhand von Theorien und Modellen können Kommunikationsprozesse beschrieben und analysiert werden. Die verschiedenen Ebenen eines Gesprächs beim Senden und Empfangen von Informationen werden deutlich, denn in Kommunikationssituationen wechseln Sender- und Empfängerrollen ab. Der Sender übermittelt die Information und der Empfänger hört die Äußerung und versucht das Gesagte zu verstehen. Er bewertet dabei die Botschaft bewusst oder unbewusst und reagiert aufgrund seiner Wahrnehmung und seiner Interpretation auf das Gehörte (Nünning & Zierold, 2008).

Das Kommunikationsmodell, das Friedemann Schulz von Thun (2020) entwickelt hat, geht von einem Sender-Empfänger-Modell, einem wechselseitigen Kommunikationsprozess aus. Um die Vielfalt der Botschaften ordnen zu können, hat er in seinem Sender-Empfänger-Modell vier Seiten einer Äußerung unterschieden und sie jeweils der Form eines Quadrates, dem bekannten Kommunikationsquadrat zugeordnet (Schulz von Thun, 2020). Das Modell hat, sowohl beim Sender als auch beim Empfänger, die Aufgabe der Sensibilisierung und Bewusstseinsbildung für die verschiedenen Ebenen eines Gesprächs (Schulz von Thun, 2012). Die Aussagen von Schulz von Thun (2020) zu den vier Seiten einer Äußerung, beinhalten die Analyse der eigenen Äußerung und das Entschlüsseln der Äußerung des Gesprächspartners, um Missverständnisse in der Kommunikation möglichst zu vermeiden.

Die Äußerungen des Senders beinhalten vier Botschaften: Sachinhalt, Selbstoffenbarung, Beziehung und Appell.

- **Der Sachinhalt enthält Sachinformationen**
  Der Sachinhalt, die erste Seite, ist das, worüber der Sender den Empfänger informiert.

- **Die Selbstoffenbarung beinhaltet eine Selbstkundgabe**
  Die Selbstoffenbarung, die zweite Seite, die in jeder Äußerung steckt, ist das, was der Sender von sich selbst kundgibt, die gewollte Selbstdarstellung und die unfreiwillige Selbstenthüllung.
- **Die Beziehung zeigt das Verhältnis zum Empfänger und der Gesprächspartner zueinander**
  Aus der dritten Seite, der Seite der Beziehung, wird erkennbar, was der Sender vom Empfänger hält und wie er zu ihm steht. Sie verdeutlicht die Beziehung der Gesprächspartner.
- **Der Appell als Aufforderung zu einer Handlung**
  Der Appell, die vierte Seite, möchte den Empfänger veranlassen, bestimmte Dinge zu tun oder zu lassen, zu denken oder zu fühlen, denn alle Äußerungen haben auch einen auffordernden Anteil.

Was geschieht auf der anderen Seite beim Empfänger, bei dem die Äußerung ankommt? Schulz von Thun (2020) spricht in diesem Zusammenhang von den vier Ohren des Empfängers. Unser Gesprächspartner kann jede Äußerung mit vier verschiedenen Ohren empfangen und auf jede der vier Botschaften reagieren. Abhängig davon mit welchem seiner Ohren der Empfänger gerade vorrangig hört, ist seine Reaktion eine andere.

Der Empfänger hört die Botschaften Sachinhalt, Selbstoffenbarung, Beziehung und Appell mit seinen vier Ohren.

- **Sachinhalt und Sachaussageohr**
  Der Empfänger hört die Äußerung und versucht die Sachinformation zu verstehen.
- **Selbstoffenbarung und Selbstoffenbarungsohr**
  Der Gesprächspartner analysiert die Äußerung auf der Selbstoffenbarungsseite, um zu klären, was für ein Mensch der Sender ist und wie es ihm im Augenblick geht.
- **Beziehung und Beziehungsohr**
  Mit dem Beziehungsohr hört der Gesprächspartner, wie der Sender zu ihm steht und was er von ihm hält. Aus diesem Grund hat der Empfänger für diese Seite der Äußerung ein besonders empfindliches Ohr.
- **Appell und Appellohr**
  Der Empfänger hört die Aufforderung und wertet sie unter dem Gesichtspunkt aus, was er tun soll, nachdem er die Äußerung empfangen hat.
- **Konsequenzen für die Interaktion mit Patienten**
  – Was ankommt liegt beim Empfänger

Im Gespräch mit Patienten ist das Bewusstsein wichtig, dass Äußerungen immer viele Botschaften gleichzeitig enthalten. Aus diesem Grund sind Rückfragen im Gespräch, beim Informieren und Beraten von Patienten wichtig, denn Ihr Gesprächspartner nimmt die Äußerung im Rahmen seiner aktuellen Befindlichkeit wahr und interpretiert das Gehörte aus seiner Perspektive. Mit Rückfragen können Sie klären, ob der Patient Ihre Information(en) verstanden hat und wie diese angekommen sind, also auf welchem Ohr Ihr Gesprächspartner die Äußerung gehört hat. So vermeiden Sie das Entstehen von Missverständnissen.

– Die vier Ohren in der Kommunikation mit Patienten
Im Gespräch mit Patienten ist es auch für Sie selbst wesentlich, auf welchem Ohr Sie vorrangig hören. Hören Sie überwiegend mit dem Sach-Ohr, werden Sie das, was Patienten als Selbstoffenbarung, Beziehungsangebot oder Appell mitteilen, nicht wahrnehmen und die Bedürfnisse der Patienten nicht immer erfassen können. Als Therapeut oder Pflegefachkraft besteht die große Anforderung darin stets mit allen vier Ohren empfangsbereit zu sein (Spiecker-Henke, 2014). Diese Offenheit erlaubt es Ihnen, die aktuellen Wünsche und Bedürfnisse der Patienten aufzunehmen.

▶ Wichtig sind bei Äußerungen außerdem die folgenden Aspekte (Patrzek, 2015):

- Das Bewusstsein als Sender, dass das, was ich gedacht habe, noch nicht gesagt ist.
- Als Sender etwas gesagt zu haben, heißt nicht, dass der Zuhörer diese Äußerung empfangen hat.
- Eine Äußerung empfangen zu haben, bedeutet noch nicht, dass diese auch vom Empfänger verstanden wurde.
- Als Empfänger eine Äußerung verstanden zu haben, heißt aber noch nicht damit einverstanden zu sein.

4.4   Eltern-Ich, Kind-Ich und Erwachsenen-Ich in der Kommunikation

Eine weitere Möglichkeit die Kommunikation zu analysieren, bietet die Transaktionsanalyse. Berne (2018) hat mit der Transaktionsanalyse ein Modell entwickelt, in dem er die Rollen einer Person innerhalb der Kommunikation beschreibt. Er zeigt auf, dass im Gespräch immer wieder unbewusste Beziehungsmuster, die in der Kindheit erworben wurden, eine Rolle spielen. Jeder erwachsene Mensch agiert und reagiert auf drei verschiedenen Ebenen, die von Berne (2018) als Ich-Zustände beschrieben werden. Diese verschiedenen Ich-Zustände sind das Eltern-Ich, das Kind-Ich und das Erwachsenen-Ich. In der Kommunikation befindet sich jeder Gesprächspartner, sowohl der Sprecher als auch der Zuhörer, auf einer dieser Ebenen und kann aus jedem dieser Zustände reagieren (Berne, 2018).

- **Eine Transaktion als Reiz und Reaktion in der Kommunikationssituation**
  In einem Gespräch findet eine Transaktion statt, denn eine Transaktion ist ein Reiz auf den eine Reaktion erfolgt. Sie sagen etwas, es erfolgt also ein Reiz, auf den der Gesprächspartner dann mit einer Antwort reagiert (Berne, 2018).
- **Die drei verschiedenen Ich-Zustände als verschiedene Sender- und Empfängerebenen im Gespräch**
  Das Eltern-Ich, das Kind-Ich und das Erwachsenen-Ich stellen die Gesamtpersönlichkeit dar. Beide Gesprächspartner, Sender und Empfänger, können sich im Gespräch bewusst machen, aus welcher Ebene heraus sie senden und empfangen, auch wenn die Ebenen zunächst nicht immer bewusst und freiwillig gewählt werden (Büttner & Quindel, 2013).
  - **Das Eltern-Ich:** beinhaltet Wertvorstellungen und Regeln und kann kritisch oder fürsorglich sein. Zum kritischen Eltern-Ich gehören Verbote, Zurechtweisungen oder auch Drohungen, zum fürsorglichen Eltern-Ich gehören Unterstützung, Schutz und Lob.
  - **Das Kind-Ich:** umfasst das rebellische Kind-Ich (abwehrend, trotzig), das angepasste Kind-Ich (beleidigt, ängstlich) und das natürliche Kind-Ich (spielerisch, kreativ). Hier stehen die eigenen Gefühle im Zentrum.
  - **Das Erwachsenen-Ich:** ist gekennzeichnet durch ein Denken, das sich an Fakten orientiert. Im Fokus stehen der Austausch von Informationen und Erfahrungen (Berne, 2018).

Alle drei Ich-Zustände können für das Gelingen der Kommunikation hilfreich sein, aber auch im Gespräch zu Problemen führen, je nachdem wie die Transaktion verläuft (Büttner & Quindel, 2013). Abhängig davon auf welcher Ebenen die Gesprächspartner agieren, können sich daher verschiedene Formen der Transaktion bilden.

- **Im Gespräch kann es parallele und gekreuzte Transaktionsmuster geben**
  - Parallele Transaktionen: Bei parallelen Transaktionen antwortet der Empfänger in dem Ich-Zustand, der vom Sender angesprochen wird. Parallele

Transaktionen werden in der Regel parallel fortgesetzt. Die Kommunikation gelingt, da die Reaktionen der Gesprächspartner zueinander passen.

– Gekreuzte Transaktionen: Bei gekreuzten Transaktionen erfolgt die Reaktion aus einem unerwarteten Ich-Zustand, der Empfänger reagiert nicht in dem Ich-Zustand, in dem er vom Sender angesprochen wird. Die Kommunikation wird dadurch gestört und bricht ab. Zur Fortsetzung des Gesprächs müssen die Ebenen der Ich-Zustände von den Gesprächspartnern gewechselt werden.

- **Störungen in der Transaktion begegnen**
  – Störungen können dann auftreten, wenn Sie Ihren Patienten aus dem Erwachsenen-Ich ansprechen, dieser aber mit dem Kind-Ich oder mit dem Eltern-Ich im Gespräch reagiert. In beiden Fällen ist es für das Gelingen der Kommunikation hilfreich, als Therapeut oder als Pflegefachkraft nicht auf diesen beiden Ebenen zu antworten. Agieren Sie weiter gezielt aus der Ebene des Erwachsenen-Ich Zustandes heraus und sprechen Sie den Patienten erneut in seinem Erwachsenen-Ich an.
  – Indem Sie parallele und gekreuzte Transaktionen im Gespräch erkennen, können Sie sowohl die Reaktionsweisen Ihrer Gesprächspartner, als auch die eigenen Reaktionen besser verstehen und dies im Gespräch mit Patienten gezielt berücksichtigen (Büttner & Quindel, 2013).

Gesprächsführungstechniken 5

5.1 Aktives Zuhören im Gespräch

Das aktive Zuhören wurde erstmals von Rogers (2010) im Rahmen der von ihm entwickelten nicht-direktiven Beratung und dem damit verbundenen klientenzentrierten Ansatz beschrieben. Aktives Zuhören meint ein bewusstes, verstehendes Zuhören ohne den anderen zu unterbrechen, um einerseits die Sachinhalte, die der Gesprächspartner mitteilt zu erfassen und um andererseits seine emotionale Befindlichkeit wahrzunehmen und nachvollziehen zu können. Diese Art des Zuhörens ist auch in der Kommunikation mit Patienten entscheidend, denn der Patient fühlt sich dabei angenommen und verstanden. Verbunden mit dem aktiven Zuhören sind das Paraphrasieren und das Verbalisieren, die beide der Verständnissicherung im Gespräch dienen.

- **Aktives Zuhören**
  Aktives Zuhören bedeutet bereit zu sein dem Anderen zuzuhören. Während des Gesprächs versucht der Zuhörer sich in die Welt des Gesprächspartners hineinzuversetzen und sie mit seinen Augen zu sehen. Durch das bewusste und aufmerksame Zuhören wird das Interesse an der Situation und an den Problemen des Gesprächspartners deutlich. Der Andere fühlt sich dadurch als Person wahrgenommen und wertgeschätzt (Schulz von Thun et al., 2016). Die Aufmerksamkeit kann verbal durch zustimmende Äußerungen, z. B. durch „mhm" oder „ja", signalisiert werden und nonverbal durch Kopfnicken, zustimmende Mimik und zugewandte Körperhaltung.

U. Herter-Ehlers, *Grundlagen der Kommunikation für Gesundheitsberufe*, essentials, https://doi.org/10.1007/978-3-658-35421-3_5

- **Paraphrasieren**

  Beim Paraphrasieren geht es um das inhaltliche Verstehen. Die Aussagen des Gesprächspartners werden mit eigenen Worten wiederholt. Die Kernaussagen werden zusammengefasst, um zu klären, ob ich als Zuhörer die Aussagen so verstanden habe, wie der Gesprächspartner dies gemeint hat. Der Gesprächspartner andererseits kann auf diese Weise feststellen, ob er richtig verstanden wurde und gleichzeitig auch überprüfen, ob seine Aussagen für ihn so stimmen oder noch anders formuliert werden müssen. Im Verlauf des Gesprächs kann es auch notwendig sein, Rückfragen zu stellen. Das Paraphrasieren von sehr emotionalen Aussagen kann dazu beitragen, dass Gespräche versachlicht werden können, denn der Gesprächspartner fühlt sich durch die Zusammenfassungen und klärenden Fragen verstanden.

- **Verbalisieren**

  Im Gespräch geht es, neben dem Nachvollziehen von Sachinhalten, immer auch darum, die Gefühle des Gesprächspartners zu erfassen und zu verstehen. Beim Verbalisieren werden die mit den Aussagen des Gesprächspartners verbundenen Gefühle und Wünsche aufgenommen und ebenfalls in eigenen Worten wiedergegeben. Auch Gefühle, die nur indirekt geäußert und durch die Körpersprache (z. B. eine zusammengesunkene Haltung) oder die Stimme (z. B. ein zittriger Stimmklang) erkennbar werden, können benannt werden. Der Gesprächspartner hat dadurch die Gelegenheit auch die emotionalen Inhalte seiner Aussagen nachzuspüren und selbst mehr Klarheit über seine Gefühle zu gewinnen. Beim Ansprechen von Gefühlen ist allerdings Sensibilität für die Grenzen des Gesprächspartners gefragt.

- **Was bewirkt das aktive Zuhören im Gespräch mit Patienten?**
  - Ein vertrauensvoller Kontakt zum Patienten entsteht.
  - Der Gesprächsfluss des Patienten wird angeregt.
  - Im Gespräch können sich neue Perspektiven für beide Seiten eröffnen.
  - Missverständnisse im Gespräch werden durch das Paraphrasieren und Verbalisieren verringert.
  - Komplexe Sachverhalte können strukturiert und damit besser verstanden werden.
  - Die Zusammenfassung der Aussagen verhilft dem Patienten, sowohl auf der Inhalts- als auch auf der Gefühlsebene, zu mehr Klarheit.
  - Das aktive Zuhören unterstützt im Gespräch das Klären von Beschwerden und das Lösen von Konflikten.

▷   Das aktive Zuhören ist eines der wesentlichsten Elemente für eine erfolgreiche Gesprächsführung. Notwendig sind dabei die Fähigkeit zum Perspektivenwechsel und die Bereitschaft sich in die Situation und Sichtweise des Gesprächspartners hineinzuversetzen (Nünning & Zierold, 2008).

5.2   Fragetechniken gezielt einsetzen

Das Stellen von Fragen erfordert die Fähigkeit, eine geeignete Frage, mit der entsprechenden Fragetechnik, so zu formulieren, dass das Frageziel möglichst erreicht wird (Patrzek, 2015). In der Zusammenarbeit mit Patienten sind Fragen ein wesentliches Mittel der Gesprächsführung. Im Anamnese- und im Beratungsgespräch sind Fragen deshalb von besonderer Bedeutung, da sie die Analyse des Problems und einen Überblick über die Lebenssituation und die Anliegen und Ziele des Patienten ermöglichen (Dehn-Hindenberg, 2010). Eine angenehme Gesprächsatmosphäre und ein vertrauensvoller Kontakt tragen dazu bei, dass der Patient sich wohl fühlt und Sie die notwendigen Antworten auf Ihre Fragen erhalten.

- **Jede Frage hat drei Dimensionen** (Patrzek, 2015)
  - 1. Das Frageziel: Was will ich damit erreichen?
  - 2. Die Fragetechnik: Wie formuliere ich die Frage?
  - 3. Den Fragekontext: In welcher Situation stelle ich die Frage?

▶   Wählen Sie in der Interaktion mit Patienten, das Frageziel, die Formulierung der Frage und die Situation, in der Sie die Frage stellen, gezielt aus. Wichtig ist das Bewusstsein, dass das Stellen von Fragen immer auch ein aktives Zuhören erfordert, um die Antworten entsprechend aufnehmen zu können.

- **Fragen haben verschiedene Funktionen** (Patrzek, 2015).
  - Der Kontakt zum Gesprächspartner wird hergestellt.
  - Das Vertrauen des Gesprächspartners kann entstehen.
  - Informationen können gezielt gewonnen werden.
  - Die Strukturierung von Sachverhalten, besonders in komplexen Gesprächssituationen, ist möglich.
  - Eine Entscheidung kann herbeigeführt werden, indem sich der Gesprächspartner, z. B. bei Ja/Nein-Fragen, für etwas Bestimmtes entscheidet.
  - Gespräche können mit Fragen im Fluss gehalten oder auch verhindert werden.

- Fragen können im Gespräch lenken, um alle wichtigen Informationen zu erhalten.
- Die Reflexion von Gedanken, Gefühlen und Entscheidungen kann erfolgen, denn Fragen können gezielt zum Nachdenken eingesetzt werden.
- Mit Fragen können Missverständnisse geklärt werden.

▶ Eine Frage kann als geschlossene, offene oder lösungsorientierte Fragen formuliert werden, je nachdem, welches Ziel sie hat.

Kennzeichen von geschlossenen, offenen und lösungsorientierten Fragen:

- **Geschlossene Fragen dienen der Klärung**
  - Geschlossene Fragen, z. B. Ja/Nein-Fragen, geben feste Antworten vor und können eingesetzt werden, um gezielte Informationen von Patienten zu erhalten.
  - Der Befragte kann präzise und knapp antworten, daher führen geschlossene Fragen schnell zum Ziel.
  - Allerdings entsteht bei der ausschließlichen Verwendung von geschlossenen Fragen kein Gesprächsfluss, denn der Gesprächspartner erhält keinen Freiraum seine Meinung und seine Sicht der Situation zu äußern.
- **Offene Fragen ermöglichen umfassende Antworten und wirken anregend**
  - Offene Fragen sind Fragen, die mit W-Fragewörtern: wann, was, wo, wer, wie, welche, beginnen. Auf diese Weise können neue Informationen und Fakten vom Gesprächspartner erhalten werden.
  - Offene Fragen lassen dem Gesprächspartner einerseits einen großen Freiraum zu einer umfassenden Beantwortung der Frage und ermöglichen es dem Fragesteller andererseits, die Meinung und die Perspektive des Gesprächspartners kennenzulernen. Der Patient kann durch offene Fragen allerdings den roten Faden verlieren und das Gespräch dadurch einen unerwarteten Verlauf nehmen (Patrzek, 2015).
  - Offene Fragen regen Patienten zum Erzählen an und ermöglichen ihnen, das zu schildern, was für sie im Augenblick wichtig ist und was sie bewegt. Häufig berichten Patienten bei offenen Fragen von Situationen oder Dingen, die nicht erfragt wurden, die aber für das weitere Vorgehen relevant sind (Wanetschka, 2017).
- **Lösungsorientierte Fragen unterstützen die Lösungsfindung**
  - Lösungsorientierte Fragen ermöglichen es, das Anliegen von Patienten zu klären. Sie können im Gespräch zur Lösungsfindung beitragen, da der Fokus auf den Ressourcen und Stärken des Gesprächspartners liegt.

- Der Blick wird dabei im Gespräch mit dem Patienten, gezielt auf die Lösung des Problems gerichtet (De Shazer, 2012).
- **Warum-Fragen sollten nicht eingesetzt werden**
  - Warum-Fragen, die Fragen nach dem Grund, sollten nicht gestellt werden. Sie treffen beim Befragten häufig auf Ablehnung, denn er fühlt sich damit meist unter Druck gesetzt und zu einer Rechtfertigung gezwungen (Patrzek, 2015).

⧉   Wichtig: Achten Sie darauf, nicht zu viele Fragen zu stellen, sonst bestimmen Sie den Gesprächsverlauf deutlich. Der Patient berichtet möglicherweise weniger, wenn die Gesprächsanteile nicht ausgewogen sind.

5.3   Klare Kommunikation verringert Missverständnisse

In der Kommunikation mit Patienten, beim Informieren, beim Beraten und in der Therapiesituation, müssen insbesondere komplexe Sachverhalte verständlich und nachvollziehbar erklärt werden. Zur guten Verständlichkeit, sowohl von Aussagen als auch von Texten, tragen die vier Verständlichkeitskriterien Einfachheit, Gliederung und Ordnung, Kürze und Prägnanz sowie anregende Zusätze bei (Langer et al., 2011).

- **Einfachheit ist das wichtigste Kriterium der Verständlichkeit im Gespräch und bei der Erstellung von Informationsmaterial für Patienten**
  - Verwenden Sie kurze und einfache Sätze.
  - Nutzen Sie geläufige und anschauliche Wörter.
  - Wählen Sie lieber Verben an Stelle von Substantivierungen.
  - Gebrauchen Sie wenig Fach- und Fremdwörter. Falls sie erforderlich sind, erklären Sie diese mit einfachen Worten.
- **Gliederung und Ordnung beziehen sich auf die innere Ordnung einer Aussage und die äußere Gliederung eines Textes**
  - Bieten Sie Informationen in einer für Ihren Patienten sinnvollen Reihenfolge dar.
  - Verknüpfen Sie Ihre Aussagen folgerichtig.
  - Unterscheiden Sie zwischen Wesentlichem und Unwesentlichem.
  - Achten Sie darauf, dass der rote Faden im Gespräch sichtbar wird und sichtbar bleibt.

- Bei schriftlichen Informationen, die Sie für Patienten erstellen, ist eine klare Gliederung ebenfalls wichtig.

- **Kürze und Prägnanz beziehen sich auf die Informationsmenge im Hinblick auf das Informationsziel und die Länge des Textes**
  - Erläutern Sie Sachinhalte kurz und beschränken Sie sich auf das Wesentliche.
  - Wählen Sie die Informationsmenge im Hinblick auf Ihr Gesprächsziel aus.
  - Stimmen Sie die Informationsmenge im Gespräch auf den Patienten ab.
  - Beachten Sie auch bei der Erstellung von schriftlichen Informationen und Übungsanleitungen für Patienten, dass Sachinhalte kurz gehalten werden und die Informationsmenge ebenfalls am Patienten orientiert ist.
- **Anregende Zusätze dienen zur Veranschaulichung von Aussagen und Texten**
  - Sprechen Sie orientiert auf den Zuhörer und dessen augenblickliche Situation.
  - Vermitteln Sie Patienten mündliche Informationen anschaulich mit Bildern und Beispielen und nutzen Sie diese auch bei der Gestaltung von Texten oder Übungsanleitungen.

> Die Berücksichtigung dieser vier Kriterien in den unterschiedlichen Kommunikationssituationen und bei der Erstellung von Informationen und Übungsanleitungen, erleichtert Patienten das Verstehen von Aussagen und Texten, verringert Missverständnisse und trägt damit zu erfolgreichen Gesprächen und Therapien bei.

5.4   Wirkung von Körpersprache

Die nonverbale Kommunikation ist untrennbar mit unserer verbalen Kommunikation verknüpft, denn wir senden beim Sprechen neben den sprachlichen auch viele nichtsprachliche Signale. Der nonverbale Ausdruck ist dabei meistens der sprachlichen Äußerungen zeitlich voraus. Der Zuhörer empfängt die nonverbalen Signale, allerdings meist unbewusst und wird dadurch in seinem Kommunikationsverhalten beeinflusst. Unsere Körpersprache, das sind Körperhaltung, Mimik, Gestik und Blickkontakt, begleitet unsere sprachlichen Äußerungen und ihre Wirkung nimmt Einfluss auf den Gesprächsverlauf. Als Sprecher vermittle ich sowohl mit meinen verbalen Äußerungen, als auch mit meinem nonverbalen Verhalten, wie es mir geht und wie ich zu meinem Gesprächspartner stehe (Allhoff & Allhoff, 2014). Die Körpersprache ist von besonderer Bedeutung, weil sie Emotionen beim Kommunikationspartner auslöst.

- **Körpersprache hat verschiedene Funktionen** (Heilmann, 2011)
  - Die Körpersprache kann sprachliche Äußerungen unterstützen. Ich kann z. B. mit einer Handbewegung meine Aussagen unterstreichen.
  - Sie kann sprachlichen Äußerungen widersprechen und Gegenteiliges ausdrücken. Das Interesse am Thema des Anderen wird z. B. verbal ausgesprochen, nonverbal bleibt die Körperhaltung aber im Gespräch abgewandt.
  - Die Körpersprache kann auch eine Äußerung ersetzen, z. B. das Kopfschütteln anstelle einer ausgesprochenen Verneinung.
- **Körperhaltung**
  - Die Körperhaltung zeigt die aktuelle Befindlichkeit und spiegelt unsere Stimmung wider.

➤ Eine zugewandte, aufrechte Körperhaltung unterstützt die Kommunikation mit Patienten, da sie Offenheit und Interesse am Kontakt und am Gespräch vermittelt.

- **Mimik**
  - Die Interaktion zwischen den Gesprächspartnern wird durch Mimik geregelt.
  - Die Mimik, unser Gesichtsausdruck, zeigt die Emotionen, z. B. Freude oder Trauer und begleitet unser Sprechen meist unwillkürlich.
  - Sie lässt unsere innere Stellungnahme, z. B. Zustimmung, Ablehnung oder Kompromissbereitschaft, erkennen.
  - Wir haben alle unseren persönlichen Gesichtsausdruck, der unsere persönlichen Eigenschaften widerspiegelt.

➤ Im Gespräch mit Patienten ist es wichtig, die eigene Mimik situationsangemessen einzusetzen. Wesentlich ist außerdem, die Mimik des Gesprächspartners wahrzunehmen, um seine Emotionen, seine Zustimmung oder auch sein Nichtverstehen zu erkennen.

- **Gestik**
  - Gestik ist mit der Persönlichkeit eng verknüpft, sie begleitet das Sprechen und unterstützt die Verständlichkeit für den Zuhörer.
  - Gestik kann typisch für eine bestimmte Person sein.
  - Emotionen können mit Gestik ausgedrückt werden.

▷ Mit Gestik kann ich meine Aussagen in der Interaktion mit Patienten unterstreichen. Sie soll der Kommunikationssituation angemessen
   eingesetzt werden und meiner Persönlichkeit entsprechen.

• **Blickkontakt**
   – Mit Blickkontakt nehme ich mit meinem Gesprächspartner Kontakt auf.
   – Er signalisiert dem Gesprächspartner mein Interesse und meine Gesprächs-
     bereitschaft.
   – Das Halten von Blickkontakt ermöglicht es, die Reaktion des Gesprächs-
     partners zu beobachten, um auch die nonverbalen Botschaften zu erkennen
     und darauf reagieren zu können.

▷ Blickkontakt führt beim Patienten dazu, dass er sich angenommen
   fühlt und im gemeinsamen Gespräch Vertrauen aufgebaut werden
   kann.

Wichtig: Nehmen Sie Körperhaltung und Körperbewegung, Mimik, Gestik und
Blickkontakt des Gesprächspartners zunächst wahr. Deuten Sie das Wahrgenom-
mene erst anschließend und ziehen dann aus Ihren Beobachtungen mögliche
Schlussfolgerungen. Erfolgen die Deutung und das Ziehen von Schlussfol-
gerungen direkt, kann dies zu Fehlinterpretationen führen und dadurch zu
Missverständnissen im Gespräch kommen (Heilmann, 2011).

5.5 Einfluss von Stimme und Sprechweise auf die Gesprächsatmosphäre

Der Stimmklang und die Art und Weise wie wir sprechen, nehmen Einfluss auf die
Atmosphäre in Gesprächen. Stimme und Sprechweise können für eine angenehme
Atmosphäre sorgen oder störend im Gespräch wirken. Mit der Stimme, dem
paraverbalen Ausdruckmittel, vermitteln wir als Sprecher dem Zuhörer unsere
Gefühle und Stimmungen. Anspannung, Unsicherheit, Freude oder Selbstsicher-
heit, dies alles ist hörbar und überträgt sich auf den Gesprächspartner. Der
Gesprächspartner beurteilt anhand des Stimmklangs, der Deutlichkeit des Spre-
chens, dem Sprechtempo und der Lautstärke im Gespräch, die Authentizität und
die Kompetenz des Sprechers (Spieker-Henke, 2014).

- **Deutliche Artikulation**
  - Eine deutliche und klare Aussprache erhöht die Verständlichkeit für den Zuhörer (Gutzeit, 2016).
- **Sprechtempo**
  - Das Sprechtempo sollte dem Gesprächspartner angemessen sein. Ein angemessenes Sprechtempo motiviert den Patienten zum Zuhören und erhöht die Verständlichkeit im Gespräch.
  - Bei schnellem Sprechtempo fehlen meistens die Sprechpausen. Kurze Sprechpausen sind im Gespräch allerdings wichtig, weil sie dem Patienten das Aufnehmen und die Verarbeitung der Aussagen erleichtern.
- **Lautstärke**
  - Die Lautstärke sollte der Situation, der Raumgröße und dem Patienten angemessen sein.
  - Eine adäquate Lautstärke im Kontakt sorgt für Aufmerksamkeit beim Patienten.
  - Eine zu große Lautstärke kann die Kommunikation blockieren und zu leises Sprechen reduziert die Überzeugungskraft.
  - Mit der Variation der Lautstärke, einem Wechsel zwischen laut und leise beim Sprechen, kann Wichtiges im Gespräch hervorgehoben werden (Allhoff & Allhoff, 2014).
- **Stimme und Sprechweise in der Kommunikation mit Patienten**
  - In der Kommunikation mit Patienten ist das Bewusstsein wichtig, dass die Stimme unsere Stimmung spiegelt und diese sich auf den Gesprächspartner überträgt.
  - Unsere Befindlichkeit, unsere Sprechweise und der Ton der Stimme wirken sich entweder fördernd für den Kontakt und den Beziehungsaufbau mit Patienten aus oder sie sind hinderlich, wenn aufgrund der störenden Sprechweise keine vertrauensvolle Zusammenarbeit entsteht.
  - Ein wohlwollender Stimmklang öffnet die Tür zum Gespräch und führt zu einem positiven Verlauf der Kommunikation.

> ⯈ Die Art und Weise wie Stimme und Sprechweise eingesetzt werden, beeinflusst den Verlauf eines Gespräches nachhaltig. Eine deutliche Aussprache und die prosodischen Elemente, wie Stimmklang, Sprechtempo und Lautstärke, sind aus diesem Grund von hoher Relevanz für das Gelingen von Gesprächen mit Patienten und sollten immer wieder im Berufsalltag reflektiert und patientenorientiert eingesetzt werden.

Therapeutische Kommunikation mit Patienten

6

6.1 Feedback geben und annehmen

Das Geben von Feedback ist in der Zusammenarbeit mit Menschen ein wichtiges Instrument, um einem Anderen eine gezielte Rückmeldung darüber zu geben, wie sein Verhalten oder sein Handeln wirken (Kanitz, 2015). In der Interaktion mit Patienten ist das Feedback eine wertvolle Unterstützung, damit Patienten in Behandlungen und Therapien ihr Verhalten ändern und/oder die Übungen erfolgreich umsetzen können. Die eigene Wahrnehmung und die Wirkung der Wahrnehmung sind allerdings subjektiv. Wichtig ist daher eine konkrete und differenzierte Beschreibung dessen, was Sie als Therapeut oder als Pflegefachkraft wahrgenommen und beobachtet haben. In einer von Vertrauen, Empathie und Akzeptanz geprägten Beziehung mit Patienten, wirkt sich Feedback motivierend und unterstützend aus und ermöglicht eine konstruktive Zusammenarbeit. Feedback gibt sowohl Patienten als auch Therapeuten und Pflegefachkräften Orientierung und Sicherheit im Umgang miteinander.

▷ **Feedback hat verschiedene Funktionen**

- Feedback hilft bei der Selbsteinschätzung, denn es ermöglicht einen Abgleich zwischen dem Selbstbild und dem Fremdbild.
- Feedback schafft die Möglichkeit, eigene Fehler zu erkennen.
- Konstruktives Feedback motiviert den Empfänger Neues zu lernen und unterstützt damit seinen Lernprozess.

- **Regeln für das Geben von Feedback in Behandlungen und Therapien**
  - Nennen Sie dem Patienten konkret das, was Sie im Rahmen des Gesprächs, der Behandlung oder beim gemeinsamen Üben in der Therapie beobachtet haben und vermeiden Sie dabei Wertungen und Interpretationen.
  - Beschreiben Sie Ihre Beobachtungen differenziert, sodass der Patient sein Verhalten, die Umsetzung einer Übung oder einer gestellten Aufgabe, gezielt verändern kann.
  - Formulieren Sie Ihre Beobachtungen im Hinblick auf die Leistungen des Patienten, z. B. bei der Durchführung von Übungen, konstruktiv, wertschätzend und motivierend.

Auch für Therapeuten und Pflegekräfte ist es wichtig, aktiv Feedback von Patienten einzuholen, um gegebenenfalls das eigene Verhalten in der Interaktion oder die Art der Kommunikation mit Patienten verändern zu können.

- **Folgende Regel für das Empfangen von Feedback sind hilfreich**
  - Hören Sie zu und nehmen Sie das Feedback auf.
  - Versuchen Sie als Feedback-Empfänger die Patientenperspektive zu verstehen.
  - Fragen Sie nach, wenn Sie die Rückmeldungen nicht verstanden haben.
  - Nehmen Sie das Feedback an und rechtfertigen Sie sich nicht.
  - Bleiben Sie auch bei kritischen Rückmeldungen von Patienten ruhig und zugewandt.
  - Bedanken Sie sich für das Feedback, denn Sie haben etwas erfahren, dass Sie bisher nicht wussten. Dies kann für die weitere Zusammenarbeit oder den Erfolg der Behandlung oder der Therapie, von hoher Relevanz sein.
  - Legen Sie gegebenenfalls eine kurze Pause zum Nachdenken ein, bevor Sie auf das Feedback reagieren.
  - Sie können Ihrem Gesprächspartner auch zurückmelden, dass Sie zu einem späteren Zeitpunkt darüber nachdenken werden. Dies ermöglicht Ihnen, in Ruhe zu klären, wie Sie mit dem Feedback umgehen möchten.
- **Ich-Botschaften an Stelle von Du-Botschaften senden**
  - Die Formulierung der eigenen Beobachtung beim Geben von Feedback sollte in Form von Ich-Botschaften erfolgen, da Ich-Botschaften die eigene Sichtweise zeigen.
  - Die Äußerung als Ich-Botschaft erfolgt offen und direkt und gibt dem anderen einen Hinweis darauf, wie er sein Verhalten verändern könnte (Gordon, 2005).

- Ich-Botschaften fördern ein sachliches Gespräch und tragen dazu bei Konflikte zu verringern.
- Du–Botschaften dagegen werden in der Regel als Vorwurf wahrgenommen und führen zu einer Verteidigungshaltung des Gesprächspartners (Kanitz & Scharlau, 2009).

➤ Nutzen Sie in Gesprächen, in Behandlungen und in Therapien bei Rückmeldungen an den Patienten Ich-Botschaften anstelle von Du-Botschaften. Ich-Botschaften sind die Voraussetzung für die Bereitschaft des Patienten, Ihre Äußerungen anzunehmen und umzusetzen. Dies ermöglicht den Erfolg von Behandlungen und Therapien.

6.2   Äußerungen in Therapien patientenorientiert formulieren

In professionellen Kommunikationssituationen sollten wir uns bewusst sein, aus welchen Gründen wir etwas sagen, wie wir etwas formulieren und welche Techniken wir im Gespräch anwenden (Elzer, 2009). Als Therapeuten und Pflegefachkräfte ist es wesentlich, in den unterschiedlichen Kommunikationssituationen, den eigenen Sprachstil dem Patienten und der Situation entsprechend zu wählen. Insbesondere die Fachsprache sollte in Gesprächen, soweit wie möglich allgemein verständlich, in eine am Patienten orientierte Sprache übersetzt werden (Schaeffer & Schmidt-Kaehler, 2015). Die Gestaltung des eigenen Kommunikationsverhaltens in Gesprächen, Behandlungen und Therapien trägt wesentlich zu einer effektiven Zusammenarbeit bei. Eine patientenorientierte Sprache und Sprechweise führt dazu, dass Patienten Anleitungen und Rückmeldungen verstehen und ihnen auf diese Weise der Transfer der erarbeiteten Übungsinhalte aus dem Therapiesetting in den Alltag erfolgreich gelingt.

- **Kennzeichen der Kommunikation in Behandlungen und Therapien**
  - Formulieren Sie Instruktionen und Übungsanleitungen für Patienten kurz und verständlich.
  - Die von Ihnen ausgewählten Übungen erfordern häufig auch gezielte Hilfestellungen, damit der Patient die Übung erfolgreich umsetzen kann. Formulieren Sie die Hilfestellungen präzise und nachvollziehbar.
  - Stimmen Sie Ihren Sprachstil und Ihre Formulierungen auf die Sprache und das Alter des Patienten ab.

– Beachten Sie in der Interaktion mit Patienten deren Aufmerksamkeitsspanne und stimmen Sie die Informationen und die Informationsmenge, die Sie dem Patienten geben, ebenfalls auf seine Sprache und sein Alter ab.

– Wichtig ist es in diesem Zusammenhang auch, die Informationen auf mehreren Kanälen zu vermitteln. Die mündlich gegebenen Informationen können mit Bildern veranschaulicht und von Ihnen oder dem Patienten schriftlich festgehalten werden. Dies erleichtert es Patienten, die Informationen abzuspeichern und wieder abrufen zu können, z. B. beim Üben zu Hause oder auch beim Transfer des Erarbeiteten in den Alltag.

– Passen Sie in der Kommunikation mit Patienten mit Sprachstörungen, Ihren Sprachstil und Ihre Formulierungen an die Kommunikationsfähigkeit des Patienten an. Auch die Informationen und die Informationsmenge sollte im Hinblick auf die Sprachstörung des Patienten gewählt werden.

Reflexion von kommunikativen Kompetenzen 7

7.1 Der Einschätzungsbogen „Kommunikative Kompetenzen" mit fünf Bausteinen

Der von der Autorin entwickelte Einschätzungsbogen „Kommunikative Kompetenzen" enthält die fünf Bausteine „Therapeutische Haltung", „Gesprächsstruktur", „Kommunikationsmodelle und ihre Anwendung", „Gesprächsführungstechniken" (Tab. 7.2, Tab. 7.3, Tab. 7.4 und Tab. 7.5, Herter-Ehlers, 2015) und „Therapeutische Kommunikation" (Tab. 7.6, Herter-Ehlers, 2020). Der Einschätzungsbogen „Kommunikative Kompetenzen" ist ein Instrument, um sich grundlegende Kommunikationsprozesse bewusst zu machen und um Gespräche gezielt zu analysieren sowie kritisch zu reflektieren. Die Fragen zu den Themenbereichen der jeweiligen Bausteine dienen als Strukturierungshilfe und ermöglichen es, die eigene therapeutische Haltung, die Planung und Strukturierung des Gesprächs, die eingesetzten Gesprächsführungstechniken und die Kommunikation in der Gesprächssituation mit Patienten zu beurteilen.

- **Die Komplexität von Gesprächssituationen in ihren Einzelheiten erfassen und Gespräche gezielt reflektieren.**
  - Die Selbstreflexion mit dem Einschätzungsbogen erhöht die eigene Wahrnehmungsfähigkeit, führt zur Wissenserweiterung und bietet wertvolle Erkenntnisse zum Gelingen der Kommunikation im Arbeitsalltag, im Krankenhaus, in Einrichtungen und in den Praxen.
  - Auch Studierende aus unterschiedlichen Studiengängen für Gesundheitsberufe und Auszubildende an Berufsfachschulen für Logopädie, Physiotherapie, Ergotherapie und Pflege, können mit dem Einschätzungsbogen

U. Herter-Ehlers, *Grundlagen der Kommunikation für Gesundheitsberufe*, essentials, https://doi.org/10.1007/978-3-658-35421-3_7

selbstständig eine Beurteilung Ihrer kommunikativen Kompetenzen in den verschiedenen Themenbereichen der fünf Bausteine vornehmen.

- **Beurteilung Ihrer kommunikativen Kompetenzen mit einer Auswertungsskala**
  - Alle fünf Bausteine mit den verschiedenen Themen sind gleichwertig, auch wenn aufgrund der unterschiedlichen Anzahl von Fragen in den einzelnen Bausteinen, jeweils unterschiedliche Werte erreicht werden können.
  - Die Bausteine 1 und 4 haben eine Höchstpunktzahl von jeweils 36 Punkten. Die Bausteine 2, 3 und 5 haben eine Höchstpunktzahl von jeweils 24 Punkten.
  - Nach jedem Gespräch können Sie, je nach Zeit und Bedarf, alle Bausteine oder auch nur einzelne Bausteine mit den für Sie aktuell relevanten Themen auswerten.
  - Zur Auswertung eines Bausteins errechnen Sie jeweils eine Gesamtsumme, anhand der von Ihnen erreichten Einzelwerte im Baustein.
  - Anhand der Gesamtsumme **pro Baustein** können Sie nun mit der **Auswertungsskala zur Einzelauswertung je Baustein** Ihren Entwicklungsstand und Ihr persönliches Potenzial im Hinblick auf Ihre kommunikativen Kompetenzen zu den einzelnen Themen der fünf Bausteine gezielt einschätzen (Tab. 7.1a).
  - Sie erhalten einen Überblick, welche kommunikativen Kompetenzen Sie schon erfolgreich in Gesprächen nutzen und wo noch weiterer Übungsbedarf besteht.
  - Für jeden Baustein erhalten Sie zugleich, abhängig vom erreichten Punktwert pro Baustein, einen, zwei, drei oder vier Sterne. Addieren Sie die Anzahl der Sterne, die Sie in jedem Baustein erreicht haben. Mit der **Auswertungsskala zur Gesamtauswertung aller fünf Bausteine** erhalten Sie dann einen Gesamtentwicklungsstand Ihrer kommunikativen Kompetenzen (Tab. 7.1b).

▷   **Auswertungsskala zur Einzelauswertung je Baustein** (Tab. 7.1a):

▷   **Auswertungsskala zur Gesamtauswertung aller fünf Bausteine** (Tab. 7.1b):

Tab. 7.1a   Auswertungsskala zur Einzelauswertung je Baustein

Baustein 1: Therapeutische Haltung und **Baustein 4:** Gesprächsführungstechniken

36–27 Punkte	26–17 Punkte	16–7 Punkte	6–0 Punkte
☆☆☆☆	☆☆☆	☆☆	☆

Baustein 2: Gesprächsstruktur, **Baustein 3:** Kommunikationsmodelle und ihre Anwendung und **Baustein 5:** Therapeutische Kommunikation

24–18 Punkte	17–12 Punkte	11–6 Punkte	5–0 Punkte
☆☆☆☆	☆☆☆	☆☆	☆
Sie zeichnen sich durch hohe kommunikative Kompetenzen aus und kommunizieren bereits professionell	Sie setzen schon viele Elemente gezielt für eine erfolgreiche Kommunikation ein, weiter so	Erste kommunikative Kompetenzen sind bereits erkennbar. Bauen Sie Ihr Potenzial noch aus	Sie haben noch Übungsbedarf, um Ihre kommunikativen Kompetenzen (weiter) zu entwickeln. Wählen Sie anhand der Ergebnisse Schwerpunkte aus und suchen Sie sich gegebenenfalls Unterstützung

Tab. 7.1b   Auswertungsskala zur Gesamtauswertung aller fünf Bausteine

20–16 Sterne ☆	15–11 Sterne ☆	10–6 Sterne ☆	5 Sterne ☆
Sie zeichnen sich durch hohe kommunikative Kompetenzen **in allen fünf Bausteinen** aus und kommunizieren bereits professionell	Sie setzen schon viele Elemente aus **den verschiedenen Bausteinen** gezielt für eine erfolgreiche Kommunikation ein, weiter so	Erste kommunikative Kompetenzen sind bereits erkennbar. Bauen Sie Ihr Potenzial **in den verschiedenen Bausteinen** noch aus	Sie haben noch Übungsbedarf, um Ihre kommunikativen Kompetenzen (weiter) zu entwickeln. Wählen Sie anhand der Ergebnisse **in den Bausteinen** Schwerpunkte aus und suchen Sie sich gegebenenfalls Unterstützung

7.2 Baustein 1 – Therapeutische Haltung

Gesprächssituation: Datum:

Welche therapeutische Haltung nehme ich in der Kommunikation ein? (Tab. 7.2).

Tab. 7.2 Baustein 1: Therapeutische Haltung

	Trifft voll und ganz zu je 3 Punkte, max. 36 P.	Trifft überwiegend zu je 2 Punkte, max. 24 P.	Trifft eher nicht zu je 1 Punkt, max. 12 P.	Trifft gar nicht zu je 0 Punkte
I. Empathie (einfühlendes Verstehen)				
1. Ich fühle mich in die subjektive Welt des Patienten ein				
2. Ich gebe die Aussagen des Patienten inhaltlich passend wieder				
3. Ich spreche vermutete Gefühle des Patienten an				
II. Akzeptanz (Wertschätzung)				
1. Ich bringe dem Patienten aufrichtiges Interesse entgegen				
2. Ich nehme den Patienten mit seinen Problemen an				
3. Ich akzeptiere die Aussagen des Patienten				
4. Ich erkenne an, dass der Patient der Experte für seine Situation ist				
5. Es gelingt mir eine symmetrische Beziehung herzustellen				
6. Es gelingt mir den Patienten zu ermutigen				
III. Kongruenz (Echtheit)				
1. Es besteht eine genaue Übereinstimmung zwischen meinen Aussagen, meiner Stimme und meiner Körpersprache				
2. Ich bin in meiner Rolle authentisch				
3. Ich bin klar und eindeutig in meiner Ausdrucksweise				
Einzelwerte:				
Gesamtsumme:				

7.3 Baustein 2 – Gesprächsstruktur

Gesprächssituation: Datum:

Wie strukturiere ich Gespräche? (Tab. 7.3).

Tab. 7.3 Baustein 2: Gesprächsstruktur

	Trifft voll und ganz zu je 3 Punkte, max. 24 P.	Trifft überwiegend zu je 2 Punkte, max. 16 P.	Trifft eher nicht zu je 1 Punkt, max. 8 P.	Trifft gar nicht zu je 0 Punkte
I. Themenklärung				
1. Es gelingt mir einen positiven Kontakt zum Patienten herzustellen				
2. Es gelingt mir mit dem Patienten das Thema des Gesprächs festzulegen				
II. Problembeschreibung				
1. Es gelingt mir den Auftrag zu klären				
2. Es gelingt mir die Ressourcen zu erkennen, die dem Patienten zur Verfügung stehen				
III. und IV. Zielformulierung und Lösungsfindung (Ziele und Sammlung der Lösungsideen)				
1. Es gelingt mir konkrete und positiv formulierte Ziele mit dem Patienten festzulegen				
2. Es gelingt mir gemeinsam mit dem Patienten Lösungsmöglichkeiten zu sammeln				
V. Reflexion (Bewertung und Festlegung des Ergebnisses)				
1. Es gelingt mir die gefundenen Lösungsideen gemeinsam mit dem Patienten zu bewerten und mit dem Patienten das Ergebnis des Gesprächs festzuhalten				
2. Es gelingt mir gemeinsam mit dem Patienten die nächsten Schritte und das weitere Vorgehen festzulegen				
Einzelwerte:				
Gesamtsumme:				

7.4 Baustein 3 – Kommunikationsmodelle und ihre Anwendung

Gesprächssituation: Datum:

Wie kommuniziere ich mit Patienten? (Tab. 7.4).

Tab. 7.4 Baustein 3: Kommunikationsmodelle und ihre Anwendung

	Trifft voll und ganz zu je 3 Punkte, max. 24 P.	Trifft überwiegend zu je 2 Punkte, max. 16 P.	Trifft eher nicht zu je 1 Punkt, max. 8 P.	Trifft gar nicht zu je 0 Punkte
I. Watzlawick/Metakommunikation				
1. Ich bin mir bewusst, dass ich auch ohne Worte kommuniziere				
2. Es gelingt mir die gesamte Gesprächssituation aus einer distanzierten Perspektive zu betrachten				
3. Es gelingt mir mithilfe der Metakommunikation mit dem Patienten Missverständnisse und Konflikte zu klären				
II. Schulz von Thun/vier Botschaften einer Äußerung				
1. Es gelingt mir meine Äußerung im Hinblick auf die vier Botschaften zu analysieren (Sachinhalt, Selbstoffenbarung, Beziehung und Appell)				
2. Es gelingt mir die Äußerungen des Patienten mit allen vier Ohren zu hören (Sachaussageohr, Selbstoffenbarungsohr, Beziehungsohr und Appellohr)				
III. Berne/Transaktionsanalyse				
1. Es gelingt mir anhand der verschiedenen Ich-Zustände die Reaktionen des Patienten nachzuvollziehen				
2. Es gelingt mir anhand der verschiedenen Ich-Zustände meine eigenen Reaktionen nachzuvollziehen				
3. Ich erkenne parallele und gekreuzte Transaktionen und kann diese im Gespräch berücksichtigen				
Einzelwerte:				
Gesamtsumme:				

7.5   Baustein 4 – Gesprächsführungstechniken

Gesprächssituation: Datum:

Welche Gesprächsführungstechniken nutze ich? (Tab. 7.5).

Tab. 7.5   Baustein 4: Gesprächsführungstechniken

	Trifft voll und ganz zu **je 3 Punkte, max. 36 P.**	Trifft überwiegend zu **je 2 Punkte, max. 24 P.**	Trifft eher nicht zu **je 1 Punkt, max. 12 P.**	Trifft gar nicht zu **je 0 Punkte**
I. Gesprächsführungstechniken/verbal				
1. Aktives Zuhören: Ich höre dem Patienten zu, ohne ihn zu unterbrechen				
2. Paraphrasieren/verbalisieren: Ich wiederhole die Aussagen des Patienten mit eigenen Worten und benenne seine Emotionen und die vermuteten Gefühle				
3. Fragetechniken (geschlossen, offen, lösungsorientiert)				
(1) Ich setze geschlossene Fragen ein, um eine gezielte Information zu einem bestimmten Punkt zu erhalten				
(2) Ich setze offene Fragen ein, um die Perspektive des Patienten kennen zu lernen und zu verstehen				
(3) Ich setze lösungsorientierte Fragen ein, um den Patienten bei der Lösungsfindung gezielt zu unterstützen				
4. Klare Kommunikation: Ich formuliere das, was ich sage, eindeutig				
II. Körpersprache/nonverbal				
1. Körperhaltung: Ich habe eine zugewandte Körperhaltung				
2. Gestik: Ich bewege Arme und Hände angemessen				
3. Blickkontakt: Ich halte adäquaten Blickkontakt				
III. Stimme/paraverbal				
1. Artikulation: Ich spreche klar und deutlich				
2. Lautstärke: Ich benutze eine dem Patienten und der räumlichen Situation angemessene Lautstärke				
3. Sprechtempo: Ich spreche in einem angemessenen Sprechtempo				
Einzelwerte:				
Gesamtsumme:				

7.6   Baustein 5 – Therapeutische Kommunikation

Gesprächssituation: Datum:

Wie kommuniziere ich in der Interaktion mit Patienten? (Tab. 7.6).

Tab. 7.6 Baustein 5: Therapeutische Kommunikation

	Trifft voll und ganz zu je 3 Punkte, max. 24 P.	trifft überwiegend zu je 2 Punkte, max. 16 P.	trifft eher nicht zu je 1 Punkt, max. 8	trifft gar nicht zu je 0 Punkte
I. Hilfestellungen/Instruktionen				
1. Ich formuliere Hilfestellungen präzise und nachvollziehbar				
2. Ich formuliere Instruktionen kurz und verständlich				
II. Feedback				
1. Ich melde dem Patienten seine Leistung ausreichend differenziert, konkret und konstruktiv zurück				
2. Ich formuliere meinen Rückmeldungen zur Motivation des Patienten angemessen				
3. Es gelingt mir als Feedback-Empfänger eine Rückmeldung als wertvolle Information zu sehen				
III. Ich-Botschaften:				
1. Ich formuliere meine Aussagen in Form von Ich-Botschaften				
IV. Kommunikative Signale				
1. Ich stimme meinen Sprachstil und meine Formulierungen auf die Sprache und das Alter sowie ggf. auf die Sprachstörung meines Patienten ab				
2. Ich stimme die Informationen und die Informationsmenge auf die Sprache und das Alter sowie ggf. auf die Sprachstörung meines Patienten ab				
Einzelwerte:				
Gesamtsumme:				

Therapeutische Haltung

- Welche therapeutische Haltung nehme ich in der Interaktion ein? (Empathie, Akzeptanz, Kongruenz)
- Wie verhalte ich mich gegenüber meinem Gesprächspartner? (offen, respektvoll, wertschätzend, mit einfühlendem Verstehen)

Gesprächsstruktur

- Warum soll das Gespräch geführt werden? (sachlicher und emotionaler Gesprächsanlass)
- Welches Ziel/welche Ziele hat das Gespräch? (Themen)
- Welche Probleme könnten auftreten?
- Habe ich genügend Zeit für das Gespräch geplant?
- Sind die Rahmenbedingungen entsprechenden dem Gesprächsanlass gewählt? (Ort, Sitzkonstellation, Getränke etc.)
- Habe ich mein Gespräch entsprechend der fünf Gesprächsphasen strukturiert? (Themenklärung, Problembeschreibung, Zielformulierung, Lösungsfindung, Reflexion)
- Habe ich genügend Zeit für die eigene Reflexion und Dokumentation eingeplant? (Bewertung der Lösung, Festhalten des Ergebnisses und von offen gebliebenen Themen, Ableitung des weiteren Vorgehens)

Kommunikationsmodelle und ihre Anwendung

- Wie kommuniziere ich im Gespräch als Sender und Empfänger?

© Der/die Autor(en), exklusiv lizenziert durch Springer Fachmedien Wiesbaden GmbH, ein Teil von Springer Nature 2021
U. Herter-Ehlers, *Grundlagen der Kommunikation für Gesundheitsberufe,* essentials, https://doi.org/10.1007/978-3-658-35421-3_8

- Nutze ich die Metakommunikation zur Klärung von Missverständnissen?
- Analysiere ich die eigene Äußerung im Hinblick auf die vier Botschaften? (Sachaussage, Selbstaussage, Beziehungsaussage, Appell)
- Höre ich die Äußerungen des Gesprächspartners mit allen vier Ohren? (Sachinformationsohr, Selbstaussageohr, Beziehungsohr, Appellöhr)
- Erkenne ich parallele und gekreuzte Transaktionen und kann diese im Gespräch berücksichtigen? (verschiedene Ich-Zustände: Eltern-Ich, Kind-Ich, Erwachsenen-Ich)

Gesprächsführungstechniken

- Welche verbalen Gesprächsführungstechniken nutze ich? (Aktives Zuhören, paraphrasieren, verbalisieren)
- Welche Fragetechniken setze ich ein? (geschlossene, offene, lösungsorientierte Fragen)
- Nutze ich eine klare Kommunikation? (gegliederte, kurze und verständliche Aussagen, Bilder, Metapher und Beispiele)
- Wie setze ich meine Körpersprache im Gespräch ein? (Körperhaltung, Mimik, Gestik und Blickkontakt am Gesprächspartner orientiert)
- Wie setze ich meine Stimme ein und wie spreche ich? (Stimmklang, Artikulation, Lautstärke und Sprechtempo auf den Gesprächspartner abgestimmt)

Therapeutische Kommunikation

- Wie formuliere ich Hilfestellungen? (präzise und nachvollziehbar)
- Wie formuliere ich Instruktionen? (kurz und verständlich)
- Wie formuliere ich mein Feedback? (differenziert, konkret, konstruktiv und motivierend, als Ich-Botschaft)
- Kann ich in der Rolle als Feedback-Empfänger zuhören, das Feedback annehmen und über die Perspektive des Gesprächspartners nachdenken?
- Sind mein Sprachstil und meine Formulierungen auf den Gesprächspartner abgestimmt? (Alter, Erkrankung, Sprachstörung)
- Sind die Informationen und die Informationsmenge auf den Gesprächspartner abgestimmt? (Alter, Erkrankung, Sprachstörung)

Was Sie aus diesem *essential* mitnehmen können

- Eine respektvolle, wertschätzende und empathische Haltung ist grundlegend für den Aufbau einer vertrauensvollen Beziehung zu Patienten, das Gelingen der Zusammenarbeit und eine erfolgreiche Kommunikation.
- Die Vorbereitung und Strukturierung der Gespräche im Vorfeld, gezielt eingesetzte Gesprächsführungstechniken und das Wissen um kommunikationstheoretische Grundlagen zur Analyse von Gesprächssituationen und Verringerung von Missverständnissen sind für erfolgreiche Gespräche mit Patienten, Klienten und Angehörigen essenziell.
- Der Einschätzungsbogen „Kommunikative Kompetenzen" mit seinen fünf Bausteinen zu den relevanten Themenbereichen der Kommunikation ermöglicht die gezielte Beurteilung der eigenen kommunikativen Kompetenzen. Anhand der Auswertungsskalenerkennen Sie Ihren persönlichen Entwicklungsstand im Bereich Kommunikation und können den möglichen weiteren Entwicklungsbedarf Ihrer kommunikativen Kompetenzen konkret einschätzen.
- Die Checkliste ermöglicht Ihnen verschiedene Kommunikationssituationen im Arbeitsalltag gezielt und schnell vorzubereiten.
- Für Logopäden, Physiotherapeuten, Ergotherapeuten und Pflegefachkräfte sind eine kontinuierliche Selbstreflexion und die (Weiter-)Entwicklung der eigenen kommunikativen Kompetenzen unabdingbar, denn eine professionelle Kommunikation ist der Schlüssel für den Erfolg von Behandlungen und Therapien sowie der Versorgung von Patienten.

Literatur

Allhoff, D., & Allhoff, W. (2014). *Rhetorik und Kommunikation. Ein Lehr- und Übungsbuch* (16. Aufl.). Ernst Reinhardt.

Berne, E. (2018). *Spiele der Erwachsenen. Psychologie der Menschlichen Beziehungen* (19. Aufl.). Rowohlt.

Bröckel, M. (2005). *Logopädie – durch Kommunikation zur Wissenschaft.* Schulz-Kirchner.

Büttner, C., & Quindel, R. (2013). *Gesprächsführung und Beratung. Sicherheit und Kompetenz im Therapiegespräch* (2. Aufl.). Springer.

Cohen, R. C. (2021). *Von der Psychoanalyse zur themenzentrierten Interaktion. Von der Behandlung Einzelner zu einer Pädagogik für alle* (20. Aufl.). Klett-Cotta.

Dehn-Hindenberg, A. (2008). *Patientenbedürfnisse in der Physiotherapie, Ergotherapie und Logopädie.* Schulz-Kirchner.

Dehn-Hindenberg, A. (2010). *Gesundheitskommunikation im Therapieprozess.* Schulz-Kirchner.

De Shazer, S. (2012). *Der Dreh. Überraschende Wendungen und Lösungen in der Kurzzeittherapie* (12. Aufl.). Carl-Auer.

Elzer, M. (Hrsg.). (2009). *Kommunikative Kompetenzen in der Physiotherapie. Lehrbuch der Theorie und Praxis verbaler und nonverbaler Interaktion.* Huber.

Engel, F., Nestmann, F., & Sickendiek, U. (2012). Theoretische Konzepte der Beratung. In D. Schaeffer & S. Schmidt-Kaehler (Hrsg.), *Lehrbuch Patientenberatung* (2. Aufl., S. 25–58). Huber.

Fischer-Epe, M. (2013). *Coaching: Miteinander Ziele erreichen.* Rowohlt.

Goleman, D. (1995). *Emotionale Intelligenz.* Hanser.

Gordon, T. (2015). *Managerkonferenz. Effektives Führungstraining.* Heyne.

Gutzeit, S. (2016). *60 Impulskarten Stimmtraining. Übungen und Tipps für Ihren Sprechalltag.* Beltz.

Grötzbach, H., & Iven, C. (Hrsg.). (2009). *ICF in der Sprachtherapie.* Schulz-Kirchner.

Heilmann, C. (2011). *Körpersprache richtig verstehen und einsetzen* (2. Aufl.). Ernst Reinhardt.

Herter-Ehlers, U. (2015). *Förderung der Selbstreflexivität von Logopädie-Schüler/innen im Kontext logopädischer Beratungskompetenz – eine qualitative Untersuchung am Beispiel der Stimmtherapie.* Unveröffentlichte Bachelorarbeit.

© Der/die Herausgeber bzw. der/die Autor(en), exklusiv lizenziert durch Springer Fachmedien Wiesbaden GmbH, ein Teil von Springer Nature 2021
U. Herter-Ehlers, *Grundlagen der Kommunikation für Gesundheitsberufe,* essentials, https://doi.org/10.1007/978-3-658-35421-3

Herter-Ehlers, U. (2020). *Kommunikative Kompetenzen in der Logopädie. Ein Konzept für Ausbildung und Studium.* Springer.

Klemme, B., & Siegmann, G. (2015). *Clinical Reasoning. Therapeutische Denkprozesse lernen.* Thieme.

Langer, I., Schulz von Thun, F., & Tausch, R. (2011). *Sich verständlich ausdrücken* (9. Aufl.). Ernst Reinhardt.

Lutz, L. (2010). *Das Schweigen verstehen. Über Aphasie* (4. Aufl.). Springer.

Matolycz, E. (2009). *Kommunikation in der Pflege.* Springer.

Nünning, A., & Zierold, M. (2008). *Kommunikationskompetenzen – Erfolgreich kommunizieren in Studium und Berufsleben.* Klett Lerntraining.

Patrzek, A. (2015). *Fragekompetenz für Führungskräfte. Handbuch für wirksame Gespräche* (6. Aufl.). Springer Gabler.

Rogers, C. R. (2010). *Die nicht-direktive Beratung* (13. Aufl.). Fischer.

Rogers, C. R. (2013). *Therapeut und Klient. Grundlagen der Gesprächspsychotherapie.* Fischer.

Schaeffer, D., & Schmidt-Kaehler, S. (Hrsg.). (2012). *Lehrbuch Patientenberatung* (2. Aufl.). Huber.

Schulz von Thun, F. (2012). *Miteinander reden: Fragen und Antworten* (4. Aufl.). Rowohlt.

Schulz von Thun, F. (2020). *Miteinander reden 1: Störungen und Klärungen* (57. Aufl.). Rowohlt.

Schulz von Thun, F., Ruppel, J., & Stratmann, R. (2016). *Miteinander reden: Kommunikationspsychologie für Führungskräfte* (16. Aufl.). Rowohlt.

Spieker-Henke, M. (2014). *Leitlinien der Stimmtherapie* (2. Aufl.). Thieme.

Spitzer, M. (2011). *Lernen. Gehirnforschung und die Schule des Lebens.* Spektrum Akademischer.

Tesak, J. (2014). *Aphasie. Sprachstörungen nach Schlaganfall oder Schädel-Hirn-Trauma. Ein Ratgeber für Angehörige und medizinische Fachberufe* (4. überarb. Aufl.). Schulz-Kirchner.

Tewes, R. (2015). *„Wie bitte?". Kommunikation in Gesundheitsberufen* (2. Aufl.). Springer.

von Kanitz, A. (2015). *Feedbackgespräche* (2. Aufl.). Haufe.

von Kanitz, A., & Scharlau, C. (2009). *Gesprächstechniken* (2. Aufl.). Haufe.

von Reibnitz, C., Sonntag, K., & Strackbein, D. (Hrsg.). (2017). *Patientenorientierte Beratung in der Pflege. Leitfäden und Fallbeispiele.* Springer.

Wanetschka, V. (2017). *Der therapeutische Dialog. Umgang mit Kontakt und Widerstand. Lehrbuch für Gesundheitsfachberufe. Bremer Modell: Band 7. Therapie Lernen II.* Edition HarVe.

Watzlawick, P., Beavin, J. H., & Jackson, D. D. (2011). *Menschliche Kommunikation. Formen, Störungen, Paradoxien* (12. Aufl.). Huber.

Printed in the United States
by Baker & Taylor Publisher Services